라이브 진료실

고혈압 편

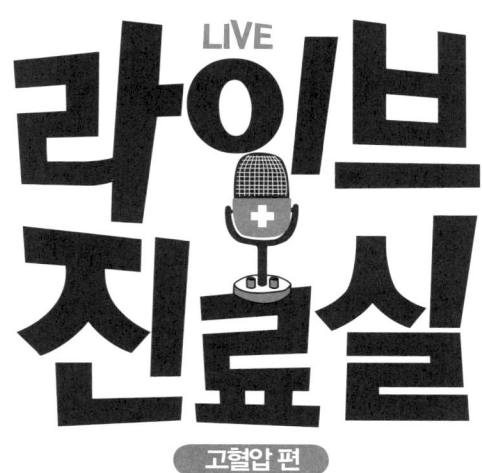

고혈압 편

당신이 그토록 녹음하고 싶었던 진료실 대화

성지동 지음

힐링앤북

머리말

    이미 세상에는 헤아리기 어려울 정도로 많은 고혈압 안내서가 있다. 여기에 필자가 하나를 더 보태려고 한다. 과연 이것이 의미 있는 일일까? 필자는 그래도 이 책이 전혀 가치가 없지는 않다고 생각한다. 지금까지의 수많은 고혈압 안내서들은 저자가 대중을 일방적으로 '가르치려 드는' 내용에서 벗어난 것이 별로 없었다. 그중에는 마치 의학 교과서를 일반인의 언어로 '번역'해 놓은 듯한 것들이 많은데, 과연 환자들이 얼마나 제대로 읽고 이해할 것인지 의심스럽기도 하다. 심지어는 어이없을 만큼 부정확하고 부적절한 내용을 뻔뻔하게 주장하고 있는 것들도 있는 지경이다.

    하지만 이 책은 다르다. 감히 이렇게 주장하는 근거는, 이 책이 단순히 지식을 전달하고자 하는 데서 그치지 않고 '환자들의 생생한 이야기'를 담고 있기 때문이다. 고혈압 환자인 독자들이 읽는다면 어디

선가는 자신의 이야기인 것도 같다는 느낌을 받지 않을까 생각한다. 다만, 의사로서 미련을 도저히 버릴 수 없는, 적지 않은 양의 고혈압 지식들을 어떻게 전달할 것인지의 문제가 마지막까지 고민거리로 남았다. 각 장을 환자 이야기 부분과 지식 전달 부분으로 분리하는 고육지책이 필자가 생각해 낸 유일한 해결책이었다.

  환자들이 이 책을 읽으면서 이야기에 공감하고, 혹은 자신의 사연일 수도 있는 이야기들을 통해 간접 경험을 하면서 고혈압 관리에 필요한 지식과 경험을 얻는 데 조금이나마 도움이 되길 바란다. 비록 이 책이 체계적인 교과서는 아니라 할지라도, 이 정도 내용들을 다 읽고 이해한다면 고혈압을 스스로 관리하는 데 충분한 지식을 갖추었다고 보아도 될 것이다. 환자뿐만 아니라 의과 대학생을 포함한 의료인들에게도 유용한 사례집 역할을 할 수 있지 않을까 하는 기대도 해 본다.

  이 책에 나오는 환자들을 비롯한 모든 등장인물들은 일부분 실재하는 사람을 모델로 한 경우도 있으나, 기본적으로는 완전한 가공의 인물들임을 일러둔다.

2015년 3월, 인왕산 중턱 어느 방구석에서

성지동

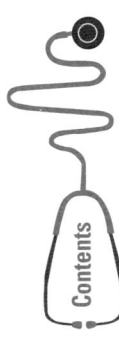

머리말 4

첫 번 째 이 야 기
45세 남자, 내 혈압은 얼마일까? 9

두 번 째 이 야 기
49세 여자, 한번 약을 먹으면 평생 먹어야 하나요? 29

세 번 째 이 야 기
54세 남자, 혈압약이 몸에 안 좋다던데…… 51

네 번 째 이 야 기
38세 여자, 혈압이 200인데 당장 치료를 안 한다고요? 81

다섯번째이야기
20세 남자, 벌써 혈압약을 먹어야 하다니! 107

여섯 번째 이야기
66세 남자, 검사 좀 해 주세요!　　　　　　　　　　　137

일곱 번째 이야기
51세 여자, 약으로도 조절이 안돼요　　　　　　　　159

여덟 번째 이야기
44세 남자, 꼬박꼬박 약 먹기가 힘들어요　　　　　　181

아홉 번째 이야기
80세 여자, 혈압약을 줄여도 되나요?　　　　　　　　209

열 번째 이야기
34세 여자, 배 속의 아이 포기해야 할까요?　　　　　231

저자 후기　　　　　　　　　　　　　　　　　　　　255

첫 번째 이야기

> "고혈압이 원래
> 숫자에서 시작해서
> 숫자로 끝나는
> 병이거든요."

> 45세 남자

내 혈압은 얼마일까?

 의사는 오늘 진료할 환자 목록이 떠 있는 모니터 화면을 들여다보고 있었다. 서너 평 남짓한 공간, 의자와 책상이 있고 그 위에 컴퓨터 모니터와 혈압계가 있었다. 책상 반대편 벽 쪽으로는 환자를 진찰할 수 있는 작은 침대와 세면대, 거울이 있었다. 어느 종합병원 외래의 이 진료실은 의사가 수없이 많은 환자와 만나고 헤어지고, 이야기를 듣고, 말을 건네고, 때로는 열심히 설득하고, 때로는 벽창호마냥 말이 통하지 않을 것만 같은 사람들에게 열 받기도 하는, 참으로 많은 일이 일어나는 공간이지만 겉보기에는 그저 무미건조하게 보이는 비좁은 방일 뿐이다.
 "○○○ 님, 들어오세요!"

의사는 머리카락을 쓸어 올리며 아직 그다지 맑지는 못한 머릿속이 어떻게든 정리될 수 있을까 하는 심정으로 쓴 커피를 들이켰다. 간호조무사가 환자 이름을 부르는 소리가 어째 멀리서 들려오는 것만 같다. 아침 진료는 왜 맨날 이렇게 멍한 정신에서 시작하게 되는 것일까. 의사는 정신 차리자고 속으로 되뇌어 보았다.

"어떻게 오셨습니까?"

"혈압이 높다고 해서요."

　가무잡잡한 얼굴의 크지는 않지만 다부진 체격을 한 이 중년 남자는 짧게 끊어서 이야기하는 버릇이 있는 모양이었다. 다소 무뚝뚝한 말투가 단호해 보였지만, 눈빛은 어떻게 좀 해결해 달라는 듯 살짝 흔들렸다.

"혈압이 높으세요?"

"글쎄, 그걸 잘 모르겠어요. 제가 원래 혈압이 안 높았거든요. 근데, 우연히 재 보니까 높은 거예요. 그래서 왔죠."

　아, 말이 짧다. 의사는 정신없이 많은 환자를 보는 것에 익숙해져 있었다. 진단에 도움이 안 되는 장구한 줄거리의 이야기를 줄줄 풀어놓는 환자들의 말을 끊느라 애쓰던 의사에게 말이 짧은 사람을 더 말하게 만들려고 노력하는 것은 흔한 일이 아니었다.

"병원에서 재 보신 건가요?"

"감기 걸려서 병원에 갔더니 혈압이 높다는 거예요."

"얼마 정도였는지 기억나시나요?"

"음, 170쯤? 하여튼 좀 높대요."

"그래서요?"

"혈압이 높다고, 조심하라고, 약 먹어야 할 것 같다고 그러시더라고요."

환자는 빨리 문제를 해결해 줘야 할 것 아니냐는 성급한 표정으로 의사를 쳐다봤다.

"병원 말고 다른 곳에서는, 예를 들면 전자혈압계로 집에서라든지 재 보신 적은 없나요?"

"글쎄, 두어 번 재 보긴 했는데, 헬스클럽에서도 재 보고. 근데 기계로 재면 부정확하다면서요? 잘 안 맞는 것 같던데."

"얼마였습니까?"

"한번은 한 140 얼마쯤 나온 것 같은데, 좀 있다 재 보니 120 얼마도 나오고, 아무튼 기계는 부정확한 것 같고 잘 모르겠더라고요. 선생님이 재 주시면 되잖아요?"

환자는 팔을 내밀며 갑갑하다는 표정을 지었다.

"본인 혈압이 얼마쯤이라고 생각하세요?"

의사의 질문에 환자는 약간 짜증을 터뜨리며 대답했다.

"그야 잘 모르죠. 그건 의사 선생님이 아셔야 하는 것 아닌가요?"

"전 환자분의 혈압이 얼마인지 잘 모릅니다."

어색한 침묵이 3초쯤 흘렀다. 환자가 황당해하는 표정을 지으며 빨리 혈압이나 재 달라고 짜증을 내려는 순간, 의사는 말을 이어 갔다.

"혈압이란 게요, 환자분이 본인 혈압을 모를 정도면 의사도 환자 혈압이 어느 정도인지 잘 모른다고 봐야 해요. 혈압은 원래 수시로 왔다 갔다 하고 그것도 상당히 큰 폭으로 바뀌기도 하거든요. 집에서 잰 것과 병원에서 잰 것이 전혀 딴판인 사람도 있고요. 전화를 받거나, 말을 하거나, 잠시 일어서서 걸어 다니는 것만으로 혈압이 확 바뀌기도 합니다. 많은 고혈압 환자들이 혈압 조절을 위해서 평생 약을 먹게 되는데, 지금 제가 한 번 재서 높게 나오면, 평생 약을 드실 건가요?"

떨떠름한 표정으로 듣고 있던 환자 얼굴에 '그건 아니지.' 하는 자막이 휙 지나가는 듯했다.

"한두 번 잰 것을 가지고 판단을 내릴 것이 아니라 다양한 상황에서 충분한 횟수를 측정해 본 후에 그 평균치를 가지고 판단을 내려야만 합니다. 그래서 병원 외의 다른 곳에서 재 본 적이 있는지 물어본 것이고요."

환자는 내밀었던 팔을 슬며시 거두어들였다. 혈압은 안 재 주고 뭐 하는 것이냐는 못마땅한 표정이 약간은 가신 듯하였다.

"그럼 어떻게 해야 하나요?"

"복잡하게 생각하실 것 없습니다. 이런저런 상황에서 많은 횟수를 재 보려면 전자혈압계를 구입해서 자주 재 보는 것이 가장 손쉬운 방법이지요."

"근데 전자혈압계는 잘 안 맞는 것 아닌가요?"

"그렇게까지 불신할 필요는 없지요. 지금의 전자혈압계가 정말 못 쓸 정도로 정확성이 떨어지는 것은 결코 아닙니다. 혈압이 왔다 갔다 하는 것은 누구에게서나 벌어지는 자연스러운 생리 현상이고 꼭 기계가 부정확하기 때문이라 볼 수는 없습니다. 만일 기계가 미심쩍다면 다음번에 혈압계를 가져와 보세요. 수동혈압계와 번갈아 재서 비교해 보면 정확한지 확인할 수 있습니다. 혈압은 잠시 몸을 움직이거나 말을 하기만 해도 수치가 바뀔 정도로 수시로 변하기 때문에 안정된 상태에서 연달아 교대로 측정해 봐야 비교가 가능하고요, 그냥 병원에서 잰 혈압과 집에서 잰 혈압을 비교할 수는 없습니다."

"그러지 말고 선생님이 한 번 재 주세요. 왜 혈압은 안 재 주고 자꾸 환자더러 재라는 건가요?"

이 의사는 혈압 안 재 주는 의사

인가 보다며 약간 체념했는지, 짜증은 가셨지만 이제는 궁금함이 더 앞서는 모양으로 물었다.

"저, 귀찮아서 안 재는 것 아니고요, 잴 줄 몰라서 안 재는 것도 아니고요, 의사가 한두 번 측정한 것을 가지고 혈압강하제를 먹을까 말까 판단을 내리는 것은 문제가 많기 때문에 의사의 측정을 가장 우선에 두지 않는 것뿐입니다. 의사가 한 번 측정한 혈압을 근거로 고혈압 여부를 판단하면 오진할 확률이 30퍼센트 이상 된다는 연구도 있습니다. 고혈압이 아니라 일시적으로 혈압이 높은데도 불구하고 혈압강하제가 처방이 되고, 이것을 평생 먹어야 하는 것으로 받아들이게 될 가능성이 제법 된다는 거죠. 아마 여러 차례 다양한 상황에서 스스로 혈압을 측정해 보면서 변동하는 혈압을 보면, 제가 왜 이렇게 말씀드리는지 금방 이해하시게 될 겁니다."

의사는 '하여튼'이라고 말하듯이 손을 내밀었고 환자는 팔을 책상 위에 올렸다. 잠시의 침묵이 흐르고, 의사는 올라갔다 내려가는 수은 기둥의 눈금을 들여다보고 있었다.

"144에 98이네요."

"높은 거죠?"

"현재 고혈압 기준은 위 혈압 140, 아래 혈압 90 이상입니다. 위, 아래 둘 중 하나만 높아도 고혈압이라고 하고요. 하지만 단 한 번 이 기준을 넘었다고 해서 고혈압이라 하긴 곤란하고, 많이 잰 평균이 그 이상이라는 의미로 보아야 합니다. 집에서 스스로 재신다면 기준을 5 정도 내려 135에 85를 고혈압 기준으로 삼아야 하는데 역시 여러 번 재서 평균으로 판단하는 겁니다. 평균이 어느 정도인지 가늠하려면 여러 날에 걸쳐 다양한 상황과 시간대에서 대략 20회 이상은 측정해 봐야 합니다. 결국 그렇게 재다 보면 의사보다 환자 본인이 자기 혈압을 가장 잘 알게 되죠. 아까 환자분 혈압이 얼마인지 저는 잘 모른다고 그러지 않았습니까?"

환자는 고개를 끄덕였다.

"약간 어이없다는 표정을 지으셨지만, 그건 있는 그대로 사실이에요. 사실 제가 의사라고 해서 환자분보다 환자분의 혈압을 더 잘 아는 것이 전혀 아니거든요. 지금부터 재서 알아보고, 그걸 저에게 가르쳐 주시는 겁니다."

"그럼 어떻게 해야지요?"

"일단 전자혈압계를 하나 구입하십시오. 의료기상에 가 보셔도 좋고요, 인터넷으로도 구입할 수 있습니다. 그래서 지금부터 약 열흘에서 2주일 정도 기간 동안 아침에 한 번, 저녁에 한 번은 기본으로 재시고, 그 사이에 궁금할 때마다 더 재 보세요. 날짜와 수치를 기록해 놓으시고요, 잴 때 두 번 이상씩 반복하셔도 좋습니다. 그렇게 해서 20~30번 정도 측정 횟수가 쌓이고 나면 평균이 어느 정도인지 파악이 될 겁니다. 꼭 계산을 하지 않더라도 최소한 140대가 제일 많다든지, 130대가 제일 많다든지 하는 정도는 분명 알게 되겠지요."

"혈압계는 어떤 걸 사죠?"

"팔에서 측정하는 것으로 구입하십시오. 팔목에서 재는 것을 쓰지 마시고, 팔에서 측정하는 것이 더 정확하고 표준적인 방법입니다."

"어느 회사 걸 살지 딱 추천을 해 주시면……."

의사는 얼버무리듯 슬쩍 미소를 지었다.

"제가 특정 회사를 선전할 수는 없는 일이라……."

"왼팔에서 재면 되죠?"

"반드시 그렇진 않습니다. 일단 양쪽 팔 다 재 보세요. 연달아 재도 혈압이 달라질 수 있기 때문에 한쪽 팔이 높고 다른 팔이 낮을 수도 있으니 그 다음에 잴 때는 순서를 바꿔서 또 교대로 재 보십시오. 왼쪽이 높았다 오른쪽이 높았다, 왔다 갔다 한다면 실질적으론 큰 차이가 없는 셈이고요. 이런 경우가 90퍼센트 이상입니다만, 열 명에 한 명 미만으로 어떻게 측정해도 양쪽 팔이 확연히 차이가 나는 사람이 있습니다. 그런 경우엔 높은 팔을 기준으로 하십시오."

혈압 하나 재는데 뭐가 이렇게 복잡한지 환자가 생각하는 사이 의사는 계속 말을 이어 갔다.

"잴 때마다 혈압이 계속 변하겠지만 많이 측정해 평균을 내보면, 그 평균치는 의외로 쉽게 변동하지 않습니다. 혈압강하제를 먹든 뭘 하든 정말 혈압이 바뀔 이유가 있기 전에 평균치는 쉽게 변하지 않아요. 그리고 장기적으로 보아 평균치 수준이 높을수록 합병증의 우려도 비례하여 높은 것이기 때문에 평균치를 이렇게 중요하게 생각하여 강조하는 것이지요."

"근데요, 그래서 전 약을 먹어야 하나요?"

"글쎄, 혈압을 재 보고 다시 판단해야 합니다."

"괜찮을까요? 약 안 먹고 놔둬도?"

"갑자기 불안해할 필요는 없지요. 만일 일시적으로 혈압이 높았던 거였고 실제 평균치는 괜찮은 거면 당연히 걱정할 필요 없는 것이고, 만일 많이 재 봤더니 정말 평균치가 높은 거면……."

'높은 거면?' 하면서 환자가 머리를 살짝 앞으로 기울였다. 높은 것이라면?

"평균치가 정말 높다 하더라도 실제론 어제오늘 갑자기 높아진 게 아닐 것이고 상당한 시간 전부터 서서히 높아지기 시작했을 거예요. 얼마 동안일지는 몰라도 한참을 그냥 놔뒀었던 건데 새삼스레 지금부터 불안에 떨어야 할 것 있겠습니까?"

"아뇨, 저 원래 혈압 안 높았어요."

"그 원래라는 것이 언제를 얘기하는 것인가요? 혈압 예전에 재 본 게 언제일까요? 몇 번이나 재 보셨을까요?"

환자는 생각해 내려고 애써 보았지만 정말 기억이 잘 나지 않는 듯 보였다. 1년에 한 번이나 재 봤을까?

"정말 가끔이나 재 보셨겠지요? 그래서는 혈압이 얼마인지 잘 알기 어렵습니다. 고혈압이란 게 첨부터 항상 높진 않거든요. 그냥 어떨 때, 예를 들면 스트레스 받아서 높을 때가 있다든지, 이렇게 시작을 해서 평균치가 서서히 올라가게 되니까요. 엔간히 측정해 보지 않고선 혈압이 서서히 오르고 있다는 걸 모르는 게 보통이지요."

"근데 저는 혈압이 높다는 느낌은 전혀 못 받았거든요."

"느낌은 아무런 상관이 없습니다. 증상이 없다고 혈압이 안 높다고는 전혀 얘기할 수가 없고, 실제로 측정을 해 보기 전에는 판단할 수가 없지요."

"숫자를 무지하게 강조하시네요."

"고혈압이 원래 숫자에서 시작해서 숫자로 끝나는 병이거든요."

"근데 지금은 높은 모양인데, 놔둬도 괜찮을지······."

"혈압 자주 재셔서 2주일 후에 뵙지요. 평균치가 확실히 높으면 그때 약을 먹을지 말지 다시 판단하고요. 지금 약 먹기 시작하나 2주 뒤에 약 먹기 시작하나 대세에 지장 없을 겁니다."

"편하게 얘기하시네요. 첨에 혈압 높다고 한 의사 선생님은 이러다 뇌혈관 터질 수도 있다고, 큰일 난다고 막 겁을 주시던데······."

의사는 또 한 번 배시시 웃었다. 첫인상이 까칠해 보이는 것치고는 제법 상냥한 웃음을 짓기도 한다고 환자는 생각하였다.

"제가 지금 막 겁주면 약 드시려고요? 저도 그렇게 해 봤는데 그런다고 환자분들이 순순히 약을 드시진 않더라고요. 기분만 찜찜해지고. 제가 안 그래도 스스로 혈압을 재 보면 약이 필요할지 아닐지 저절로 알게 될 텐데요, 뭘."

"그래도 혈압으로 쓰러지는 사람도 많잖아요."

"글쎄, 언제 무슨 일이 생길지야 사람이 다 알 수 있나요. 그건 저 위에서 알아서 할 일이죠. 인간이 할 수 있는 최선은 혈압을 잘 재서 정확히 파악한 다음 어떻게 치료할지 판단하는 것뿐."

의사는 미소를 머금은 채로 집게손가락을 세워서 하늘 쪽을 가볍게 두어 번 찔러 댔다.

이번 이야기에서 배울 점

혈압은 변동한다

1905년, 러시아의 외과 의사 코롯코프Nikolai Korotkoff, 1874~1920는 채 한 페이지도 안 되는 분량의 짤막하지만 역사적인 논문을 발표하였다. 바로 혈압 측정법에 대한 것이었다. 그가 발표한 방법은 팔에 압박대를 감고 공기를 불어넣어 팔의 혈관을 압박하여 피가 통하지 않게 한 후, 압력을 낮추면서 혈액이 압박된 혈관을 통과할 때 혈관을 진동시키며 나는 소리를 청진기로 들으면서 그 압력을 수은기둥을 이용한 압력계로 측정하는 것이었다. 이는 현재까지도 이용되는 수은혈압계의 원리와 정확히 같은 것이다. 이로써 아주 쉽고 간편하게 혈압을 측정할 수 있게 되었다. 아마도 고혈압이라는 병의 역사는 이와 함께 시작되었다고 보아도 좋을 것이다. 전통적으로 (그리고 지금까지도) 표준적인 혈압 측정법에서는 수은기둥의 높이로 압력을 표시하는 혈압계가 사용되기 때문에 혈압의 단위는 'mmHg millimeter of mercury'이다.

고혈압은 숫자로 정의되는 질병이다. 그리고 그 숫자는 혈압계로 혈압을 측정해야만 알 수 있는 것이다. 많은 사람들이 오해하고 있는

* 심혈관 질환의 발병 위험이 가장 낮은 최적 혈압

혈압 분류		수축기 혈압 (mmHg)		확장기 혈압 (mmHg)
정상 혈압*		120 미만	그리고	80 미만
고혈압 전 단계	1기	120~129	또는	80~84
	2기	130~139	또는	85~89
고혈압	1기	140~159	또는	90~99
	2기	160 이상	또는	100 이상
수축기 단독 고혈압		140 이상	그리고	90 미만

표 1. 혈압의 분류

출처: 대한고혈압학회, 〈2013 고혈압 진료지침〉, 대한고혈압학회진료지침제정위원회, 2013, 9쪽.

데, 뒷목이 뻐근하거나 머리가 아픈 것은 고혈압 여부를 진단하는 데 전혀 도움이 되지 않는다. 대한고혈압학회에서 2013년 발간한 고혈압 진료 지침은 〈표 1〉에서와 같이 고혈압의 기준을 제시하고 있는데, 이는 실은 유럽의 고혈압 진료 지침 기준을 원용한 것이며 다른 나라들의 기준도 이와 크게 다르지는 않다.

흔히 '위 혈압', '아래 혈압'이라고 쉽게 표현하지만 정확한 용어는 표에 나와 있듯이 '수축기 혈압'과 '확장기 혈압'이다. 이렇게 두 개의 수치가 나오는 것은 심장이 수축·확장을 하므로 혈압이 맥박에 따라 요동하기 때문이며, 두 수치 중 어느 하나라도 기준 이상이면 고혈압으로 진단하게 된다. 표에서 보듯이 140/90mmHg가 고혈압의 기준으로 되어 있는데, '하필이면 왜 140/90인가?'라는 의문을 가질 수도 있을 것이다. 일단 지금까지의 여러 연구들을 종합할 때 이 이상 수준의 혈압을 가지고 있다면, 이보다 낮은 혈압을 가진 사람과 비교해 장기적으로 심뇌혈관 질환 발병 위험이 대략 두 배가량 되기 때문에 기준으로 삼았다는 정도로 설명하고 넘어가도록 하자.

그런데 여기서 많은 사람들이 (심지어는 의사들조차) 흔히 저지르는 실수가 있다. 불과 몇 번, 심지어는 단 한 번의 혈압 측정만으로 고혈압을 진단해 버리고 약물치료까지 시작해 버린다는 것이다.

실제로 혈압을 측정해 보면 다양한 상황과 요인에 따라 혈압이 수시로 변동하는 것을 알 수 있는데, 심지어 단순히 말을 하거나 전화를 받는 정도의 행동만으로도 혈압이 눈에 띄게 바뀔 수 있고 사람에 따라서는 그 변동 폭이 매우 큰 경우도 있어 혼란을 일으키게 된다. 이런 혼란을 극복하는 해결책은 실은 매우 간단하다. 다양한 상황에서 많은 횟수를 측정하고 그 평균치를 기준으로 삼는 것이다.

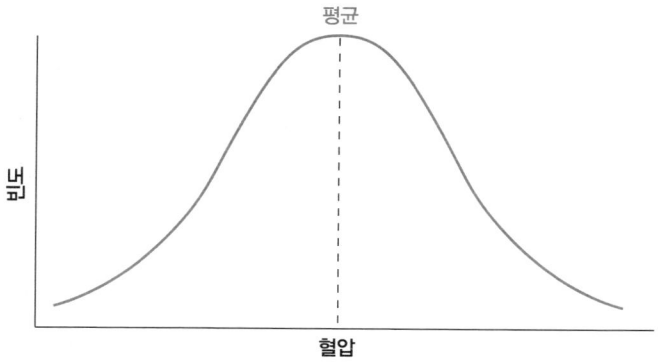

그림 1. 혈압을 다수 측정했을 때 보이는 분포

혈압을 다수 (약 20회 이상) 측정하게 되면 대체로 〈그림 1〉과 같은 분포를 보이게 된다. 즉 평균치 근처에 측정치가 많이 몰려 있으며 평균치로부터 멀어질수록 빈도가 낮아진다. 통계학 용어로는 이런 모양을 '정규 분포'라고 부르는데, 이름이 어찌되었건 간에 중요한 사실은 측정 횟수가 어느 정도 이상 많아지면 평균치를 파악할 수 있고, 우리가 일상생활을 하는 동안 혈압은 그 평균치 근처에서 머무르는 일이 가장 많으며, 때문에 앞으로 혈압으로 인해 문제가 생길지에 대한 판단은 평균치에 근거하는 것이 가장 적절하다는 점이다.

평균치로 판단하자

결국 결론은 간단하다. 한두 번의 측정치를 가지고 고민하지 말고 다양한 상황에서 많은 횟수를 측정해서 평균이 얼마인지 파악하라!

이를 위한 가장 좋은 방법은 무엇일까?

병원에서 의사가 측정한 혈압에만 의존할 것이 아니라 가정과 직장 등 다양한 상황에서 '스스로' 혈압을 측정해 보면 된다. 그리고 이를 위해서 만들어진 것이 전자혈압계이다. 전자혈압계는 대개 수은혈압계와 청진기에 의한 전통적인 방법과는 조금 다른 방법으로 혈압을 측정한다. 팔에 압박대를 감고 공기를 불어넣어 혈관을 압박하는 것까지는 동일하지만, 압력을 줄이면서 피가 다시 통하기 시작할 때 소리를 들어서 측정하는 것이 아니라 압력 센서로 측정한 압력이 '진동'하는 것으로 혈압을 측정한다. 방법이 어찌되었건, 이 방법은 전통적인 방법과 상당히 잘 맞아 떨어지는 측정치를 보이고 시중에서 구할 수 있는 혈압계들 중 꽤 많은 수는 정확성에 대하여 검증을 받은 제품이기 때문에 전자혈압계를 지나치게 불신할 필요는 없다. (필자는 전자혈압계 회사와 아무런 개인적인 관련이 없으니 오해하지 마시길!)

전자혈압계의 정확성을 검증하는 절차가 그리 간단하지는 않기 때문에 혈압계를 제조하는 회사들이 자신들의 모든 모델을 검증하려고 하지는 않는다. 그래서 시중의 모든 혈압계가 철저히 검증된 것은 아니나, 검증되지 않은 모델이라 하여 꼭 못 믿을 정도의 수준은 아니며, 반면에 검증된 모델이라 해도 어쩔 수 없는 정도의 불량률은 있을 것이다. 철저히 검증된 모델을 사용하기 원한다면 영국고혈압학회에서 검증된 가정용 혈압계의 리스트를 지속적으로 업데이트하고 있으므로 참고할 수 있다. www.bhsoc.org//index.php?cID=246 단, 손목이나 손가락에서 측정하는 기계는 정확성 면에서 다소 떨어지는 경향이 있어 위팔_{어깨와 팔꿈치 사이}에서 측정하는 기계를 선택하는 것이 나을 것이다.

가정 혈압, 조금 더 정확히는 병원 외에서의 혈압 측정이 중요한 이유는 그 외에도 많다. 사람에 따라 병원 밖에서는 혈압이 높지 않으나 병원에 오면 또는 의사 앞에 오면 반사적으로 혈압이 오르는 경우도 있다. 이는 그다지 드물지 않은 경우이기 때문에 이미 설명한 대로 가정 혈압으로 고혈압을 판단할 때는 기준을 135/85mmHg로 5mmHg 낮춰야 한다. 사실 이는 크게 이상할 것도 없는 현상이다. 집이 편하지, 병원이 편하겠는가! 그런데 일부 사람들에게서는 이런 반응이 아주 현저히 일어난다. 일종의 조건반사라고 보아야 할 정도로 의식적인 노력과는 아무 상관없이 큰 폭으로 혈압이 상승하기도 하는 것이다. 병원 밖에서는 정상 혈압인데 병원에서만 혈압이 높게 측정돼서 고혈압으로 오인되는 경우를 '백의고혈압white coat hypertension'이라고 부른다. 백의고혈압이 확인된다면 일반적으로는 약물치료를 시작하지 않는다. 평균 혈압이 실제로 그렇게 높지 않기 때문이다. (단 시간이 지나면서 점점 평균 혈압이 올라가는 경우는 꽤 있으므로 혈압을 정기적으로 측정하면서 관찰할 필요가 있다.) 이런 경우 병원 혈압에만 의존한다면 당연히 오진과 과잉 치료로 이어질 수밖에 없지만, 가정 혈압을 측정함으로써 이를 어렵지 않게 피할 수 있는 것이다.

또한 스스로 혈압을 파악하다 보면 치료 효과를 환자 자신이 확실히 인지하게 되는 것도 큰 장점 중의 하나이다. 가뜩이나 평생 약을 먹어야 한다는 부담감에 시달리는데 약을 먹어서 뭐가 좋은지를 도대체 모르겠다면 영 기분 나쁜 일이다. 스스로 혈압을 재 보면 혈압

* '혈압약'이란 말은 일반인들이 흔히 사용하고 있어서 이 책에서 그대로 쓰고 있지만, 혈압강하제 또는 항고혈압제가 정확한 용어다.

약* 복용을 통해서 혈압이 어떻게 조절되고 있는지 비교적 분명히 알게 될 것이다.

지금까지 설명하지 않은 혈압 측정법이 한 가지 더 있다. '24시간 활동혈압'이라고 불리는 것을 측정하는 방법으로 특수한 혈압계를 착용하고 24시간 동안 일상생활을 하는 검사법이다. 그 기계는 미리 정해진 대로 시간에 맞춰 혈압을 자동 측정해서 기록하게 된다. 병원 혈압, 가정 혈압 모두 너무 변동 폭이 커서 종잡을 수 없다든지 하는 상황이라면 도움이 될 수 있다. 모든 고혈압 환자가 다 이런 검사를 해야만 하는 것은 아니므로 이 검사가 필요할 것인지에 대해서는 담당 의사와 의논해 보면 될 것이다.

| 명장면 다시 보기 | 의사는 내 혈압이 어떤지 잘 모를 수도 있다. (특히 처음 만났다면 잘 모르는 것이 틀림없다!) 스스로 재서 파악해 보고 의사에게 그 정보를 알려 주자. 혈압이 높게 측정된 일이 있다면 가정용 전자혈압계를 하나 장만하자.

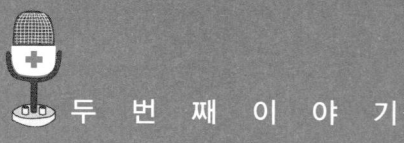

두 번째 이야기

"
일단 일주일만
중단해 볼까요?
"

49세 여자

한번 약을 먹으면
평생 먹어야 하나요?

주저하면서 주변 눈치를 보는 것이 습관인 듯한 작은 체구의 이 아주머니는 어떻게 말을 꺼내야 할지 잘 모르겠는 모양이다. 의사는 재빨리 생각했다.

'이럴 때는 선제공격이 최고야. 자칫 우물거리다가는 하염없이 긴 사연이 쏟아져 나올 수도 있어.'

실제로 80대 할머니에게 어디가 아프시냐고 물으면 멀고 먼 옛날로 돌아가 '내가 시집왔을 때…….'로 이야기가 시작되기도 한다. 한 환자가 몸이 아픈 사연은 대하소설이기도 한 것이어서, 때로는 수십 년 전의 상황이 영화와도 같이 눈앞에서 펼쳐지기도 하는 법이다.

"혈압 때문에 오셨나요? 혈압약을 드시고 계세요? 혈압을 혹시 댁에서도 재 보십니까? 혈압이 어느 정도인가요?"

"그게……."

아뿔싸, 너무 나갔다. 이런 폭풍 질문을 던지면 어쩌라고. 의사는 가급적 친절한 표정을 지으려 애쓰며 환자를 기다렸다.

"혈압약을요, 계속 먹어야 할지 모르겠어서요."

습관적으로 손을 마주 잡고 매만지는 버릇이 있는 이 환자는 아무래도 혼자 무슨 판단을 내리는 것이 부담스러운 우유부단한 성격인 모양이었다. 하지만 잘 이끌어 주기만 하면 고집불통인 환자보다는 쉽게 문제를 해결할 수도 있을 것이다.

"혈압약을 드신 지는 얼마나 되신 건가요?"

"1년쯤 되었어요."

"혈압을 스스로 재 보기도 하시나요?"

"네, 요새 재 보면 혈압이 낮아요."

"평균이 얼마쯤 될 것 같은지 수치로 말씀해 보세요."

"100이나 110 정도?"

"아래 혈압은요?"

"70 정도……."

"현재 드시고 있는 약은 뭔가요?"

환자는 주섬주섬 손가방을 뒤지기 시작했다.

"잠깐만요, 약 이름은 모르시나요?"

"네. 하얀색 동그란…….”

"혈압약이란 게 워낙 종류가 많아서요. 국내에서만도 400종 이상 되거든요. 그냥 모양만 보고는 저도 잘 알 수 없는 경우가 무척 많아서요. 혹시 처방전이 있으신가요?"

"아뇨."

환자는 손가방을 홀딱 뒤집은 끝에 약봉지에 든 약을 찾아서 의사에게 보여 주는 데 성공했으나 불행히도 의사는 고개를 가로저었다. 환자는 낭패라는 표정을 지으며 금방 울상이 되었다.

"죄송해요. 그런 생각은 하지도 못하고…….”

"아, 괜찮습니다. 이 경우엔 별로 문제 될 것 같지 않으니 너무 고민하지 마시고요. 근데, 원래 혈압이 얼마였나요?"

환자는 그게 무슨 소리냐는 표정으로 잠시 멍하게 의사를 바라보았다. 의사는 때를 놓치지 않고 질문을 던졌다.

"혈압약 먹기 시작하기 전에 몇 번이나 혈압을 재 보셨나요?"

"처음 혈압약 먹기 전에요?"

"네."

환자는 잠시 생각해 내려고 애써 보았으나 별다른 생각이 떠오르지 않는 모양이었다.

"별로 재 보신 적이 없었던 거죠?"

"네, 어쩌다가 한 번쯤 잰 거 같은데 그땐 괜찮았다고…….”

"그럼 혈압약은 어떻게 드시게 된 건가요?"

"그게요, 제가 머리가 아파서 동네 병원에 갔거든요. 그날따라 뒷골이 띵하고 목이 뻣뻣하고 좀 많이 괴로워서 병원엘 갔더니만 혈압이 높다는 거예요. 그래서 이러다 큰일 난다고 약을 처방해 주시더라고요."

"그때 혈압은 얼마였나요?"

"글쎄, 160인가 얼만가, 기억은 잘 안 나는데 하여튼 높다고, 이렇게 놔두다간 뇌출혈 돼서 큰일 날 수도 있다고 절대 그냥 놔두면 안 된다고 하셨었죠."

"그럼 집에서 혈압 재 보는 건 그담부터 하신 모양이네요."

"네, 걱정이 되어서 혈압계를 사 집에서 재 봤죠. 근데 안 높은 거예요. 그래서 약을 계속 먹어야 하는지 잘 모르겠는데……."

"그럼 끊어 보시지요."

의사는 대수롭지 않은 듯이 말했다. 환자는 이를 어떻게 받아들여야 할지 잘 모르겠다는 듯한 표정이었다.

"아니, 혈압약 한번 먹으면 평생 먹어야 한다고 하잖아요. 그런데 그렇게 끊어도 되는 거예요?"

"끊어도 될지 안 될지는 저도 모르지요."

환자는 약간 기가 막힌 표정을 지었다.

"도대체 어쩌라고요. 그걸 물어보려고 왔는데."

"지금 약 처방해 주시는 그 선생님은 뭐라고 하세요?"

환자는 잠시 멈칫하더니, 작게 한숨을 쉬었다.

"글쎄, 뭐라고 말도 제대로 못 붙이겠고요, 너무 바쁘셔서. 약 계속 먹어야 하냐고 잠깐 물었더니 당연한 걸 뭘 물어보냐는 식으로……."

'바쁘고 시간 없기는 사실 저도 마찬가지랍니다.'

의사는 속으로만 중얼거리며 허리를 쭉 펴고 책상을 가볍게 탁 내리쳤다.

"좋습니다. 그럼 내일부터 약 드시지 마세요."

환자는 당황하여 금방 말을 잇지 못했다.

"아니, 그게 정말 안 먹어도 돼요?"

"저는 모른다니까요?"

"의사가 모르면 누가 알아요? 뭐 이런 경우가……."

"전 모릅니다. 안다면 환자분이 아셔야죠."

환자의 눈이 동그래졌다. 환자가 알아야 한다니?

"네, 환자분이 아십니다. 아실 수 있습니다. 본인의 몸이에요, 의사 몸이 아니고요. 지금 혈압약을 계속 먹어야 할지에 대해 스스로 납득이 안 가는 상황이지 않습니까. 그럼 납득이 가게끔 확인을 해 봐야지요. 그럼 방법은 하나뿐입니다. 약을 끊고 혈압이 어떻게 되나 관찰하는 거지요."

"그걸 제가 알 수 있어요?"

"지금도 혈압을 재시지 않습니까. 혈압을 계속 재 보면 평균치가 어느 정도인지 아실 텐데요."

"그래도 혈압약 끊으면 갑자기 혈압 올라서 쓰러져 큰일 난다던데……."

 도대체 이 의사가 제대로 된 의사인가? 환자는 영 불안한 모양이었다.

"이렇게 한번 비유해 볼게요. 자동차 탈 때 안전벨트를 매시지요? 안전벨트는 차를 탈 때마다 매번, 꼬박꼬박 매는 것이 당연히 원칙입니다. 그런데 안전벨트를 하루 안 매고 다니면 그날 죽을까요?"

 환자는 여전히 안개 속을 헤매는 표정이었지만, 어쨌든 '그건 아니지.' 하고 생각하고 있는 모양이었다.

"불안해하실 필요 없습니다. 혈압약을 며칠 안 먹는다고 어떻게 되진 않습니다. 다만, 원래 고혈압이 확실하다면 계속 복용해야만 하지요. 복용을 중단하면 결국 원래 혈압이 될 테니까요. 조절은 안 하고 그냥 내버려 두는 셈이 되겠지요. 하지만 원래 고혈압이 아니었다면?"

 환자는 계속 혼돈 속에 있었다.

 '난 고혈압이 아니었나? 고혈압이 아닌데 지금껏 약을 먹고 있었던가?'

"원래 고혈압이 아니었다면 혈압이 오르지 않을 겁니다. 그리고 만일 혈압이 오르더라도 걱정할 필요는 없어요. 계속 재면서 지켜보고 있는데 뭐가 문제겠습니까. 점점 혈압이 올라간다면 금방 알아챌 것이고, 그렇게 된다면 다시 혈압약 복용을 시작하면 되는데요. 차를 안 타고 걸어 다니면 안전벨트는 필요 없지 않습니까?"

"그런데 왜 혈압약 끊으면 큰일 난다, 한번 먹으면 평생 먹어야 된다고 다들 그러죠?"

"사람들이 혈압약을 평생 복용한다는 것에 워낙 거부감을 가지고 있는 데다가 고혈압이란 게 별다른 증상도 없어서 불편한 점도 없고 하니 그냥 약을 중단해 버리는 사람들이 많아 지속적으로 충실히 복용해야 한다는 걸 강조하려고 그런 얘기가 나온 거죠. 하지만 안전벨트에 비유했듯이 잠깐 걸렀다고 어떻게 되는 것도 아니고, 고혈압 약이 무슨 중독성이 있어 계속 먹어야만 하는 것도 아닙니다. 혈압강하제는요, 그냥 혈압을 낮춰 주는 약이에요. 드시면 혈압이 낮아지고, 중단하면 혈압이 높아집니다. 그뿐이에요. 쓸데없는 의미를 가져다 붙일 필요

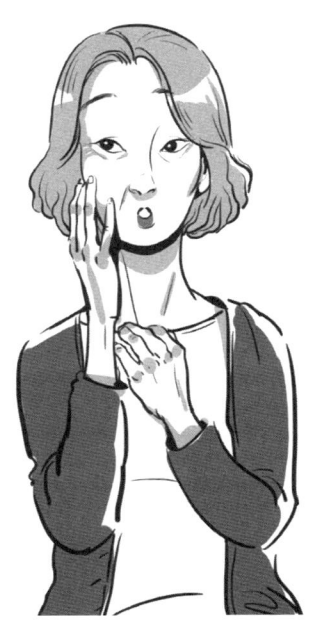

는 없어요. 혈압 조절을 잘하고 못하고에 따라서 합병증이 생길 위험이 높다 낮다고 하는 것은 하루 이틀 만에 결정되는 것이 절대 아니고요, 장기적인 문제입니다."

의사는 잠시 말을 끊고 보일 듯 말 듯한 미소를 머금고 안경 너머로 콩자반 같은 눈을 깜빡거리며 환자를 물끄러미 쳐다보았다. '불안해하지 마세요. 저를 믿으세요.'라고 주문이라도 걸듯이.

"그런데 지금 약을 계속 먹어야 하는지 아닌지 확신이 없으시잖아요. 정말 고혈압이 맞고 다른 방법으로 조절하기 어려운 상황이면 평생 약을 드실 수밖에 없습니다. 그게 아니면 혈압이 높은 채로 방치하겠다는 얘기밖에 안 되니까요. 실제론 대단히 중요한 결정이고요, 그 결정으로 인해서 환자분의 인생이 바뀝니다. 그렇다면 본인이 그 필요성에 대해서 100퍼센트 납득하실 수 있어야지요. 의사가 먹으란다고 먹는 게 평생 약을 드실 이유가 되겠습니까?"

주문이 좀 통한 듯했다. 환자는 굳었던 마음이 풀어지면서 편안해지는 것을 느꼈다.

"괜한 걱정하지 마시고요, 지금부터 약 드시지 말고 조금 지켜보지요. 일단 딱 일주일만 드시지 말아 보고, 물론 그동안 혈압은 매일 재 보세요. 그렇게 지켜보고 있다가 올라가면 다시 약을 드시면 되니까요."

"제가 원래 고혈압이 아닐 수도 있나요?"

의사는 항복이라는 듯 양손을 펴 들고 눈을 초승달 모양으로 만들며 웃었다.

"전 정말 모른다니까요. 저는 점쟁이가 아닙니다. 지금부터 알아보자는 것이지요. 그럴 수도 있고 아닐 수도 있습니다. 혈압약 복용 이전의 평균 혈압이 어느 정도 수준이었는지 지금 알 수가 없지 않습니까? 안 높았는데 약을 복용하고 있었던 것일 수도 있고, 사실 고혈압이었는데 지금은 약을 먹어서 조절되고 있는 것일 수도 있고요. 약을 먹어서 조절되고 있는 거라면 약을 중단해 보면 확실하게 확인되겠지요."

"그럼 제가 원래 고혈압은 아니었는데 일시적으로 잠시 혈압이 높았었을 수도 있네요?"

"네, 그럴 수도 있다는 거지요."

"원래는 고혈압인데 약을 먹어서 조절되는 상황이면 약을 끊으면 안 되는 거고요."

"그렇다면 원래 혈압이 돼 버릴 테니까요. 하지만 지금은 어느 쪽일지 알 수 없으니 확인해 보자는 것이고."

환자는 한결 마음이 가벼워진 느낌이었다. 별로 어려운 문제도 아니었는데 속을 썩였네.

"그럼 알겠습니다. 선생님, 한 가지만 더 질문이…… 그럼 일주일 뒤에 뵙는데, 일주일만 약을 안 먹어 보면 약을 먹어야 할지 아닐지 알 수 있을까요?"

"그렇진 않습니다. 혈압약을 중단했다고 해서 금방 혈압이 원위치가 되는 것은 아닐 수도 있고 한동안은 낮은 혈압을 유지하다가 점차 올라가 버리는 경우도 흔히 있기 때문에 일주일 정도로 속단할 수는 없고요. 경우에 따라서는 수개월까지 관찰해 봐야 하는 경우도 있습니다. 좀 불안해하시는 듯해서 일단 일주일만 먼저 해 보고 다시 판단하자고 한 것이죠."

"네, 잘 알겠습니다. 근데 시간 많이 지났지만, 질문 한 가지만 더 해도 될까요? 환자가 많이 밀려서 안 되시나……."

"이미 진료 시간이 왕창 밀려서 밖에선 폭동이 일어날 지경이 된 지 오래입니다만, 하늘이 두 쪽 나도 궁금한 건 물어보셔야지요. 자, 얼른 하세요!"

"그럼, 저…… 혈압이 안 높은데 약 먹으면 안 좋은 거죠?"

"아, 지금껏 필요 없는 약을 드셨던 것일까 봐 그러시지요? 그것도 너무 걱정하진 마세요. 혈압약을 먹으면 고혈압인 사람은 혈압이 떨어지지만 혈압이 정상인 사람은 혈압이 그리 많이 떨어지진 않습니다. 그리고 혈압이 좀 낮아진다고 해서 큰일 나는 것도 아니고. 지금까지 특별히 무슨 약 부작용을 경험하신 것도 아니지 않습니까? 약이 정말 필요한지 아닌지는 지금부터 판단해 보면 되고, 설사 필요 없는 상황이라 해도 크게 무슨 손해를 보신 건 아닙니다."

의사는 이제 충분하다는 표정으로 눈을 찡긋해 보였다. 환자는 편안해진 표정으로 일어나서 나가다 말고 문득 생각났다는 듯이 돌아서서 다시 입을 열었다.

"근데요, 전 의사가 약 먹으라고 하면 그냥 먹어야 하는 건 줄 알았어요. 약을 먹을지 말지가 제게 달렸다는 소리, 정말 처음 들었거든요."

의사는 가슴 앞에 두 손을 모아 슬쩍 환자 쪽을 가리키며 싱긋 웃었다.

"잊지 마세요. 약을 드시는 건 환자분 자신입니다. 의사가 아니고요. 의사는 전문가로서 조언을 해 드릴 뿐이고요, 마지막 결정은 항상 환자분의 몫입니다. 안녕히 가세요."

이번 이야기에서 배울 점

혈압약, 먹느냐 마느냐?

'혈압약은 한번 먹기 시작하면 못 끊는다.'라는 말처럼 고혈압 환자들의 의식 세계를 광범위하게 지배(?)하는 말은 다시 보기 어렵다. 이 말 때문에 수많은 고혈압 환자들이 '최대한 혈압약을 먹지 말고 버텨 보자. 왜? 한번 먹기 시작하면 못 끊으니까.'라는 완전히 오해에서 비롯된 어이없는 자기 합리화를 하고 있다. 또 한편에서는 한번 약을 먹기 시작했으니 매일매일 먹어야지 약을 걸렀다가는 큰일이 벌어질지 모른다는 불안감, 싫지만 이제는 어쩔 수 없이 혈압약을 계속 먹지 않을 수 없는 처지가 되어 버렸다는 부담감과 자괴감에 시달리기도 한다. 한번 잘 따져 볼 필요가 있는 부분이다. 혈압약은 과연 한번 먹기 시작하면 절대 못 끊는가? 혈압강하제란 것이 무슨 중독성이라도 있단 말인가? 일단 먹기 시작했다가 중단하면 아예 안 먹는 것만 못한 결과가 생긴다는 뜻인가? 아니오. 아니오. 아니오. 이 세 질문에 대한 답은 모두 '아니오.'이다.

일단 혈압강하제란 것이 어떠한 약인지를 이해해야만 한다. 속칭 '혈압약'이라고 부정확한 이름으로 불리는 이 약제들은 말 그대로 혈압을 낮춰 주는 약이다. 약의 표면적인 효과는 딱 거기까지다. 고혈압 환자들은 대부분 혈압강하제를 복용함으로써 혈압을 조절할 수 있지만, 고혈압이 근본적으로 좋아지는 것은 아니다. 수많은 사람들이 근본적인 해결을 해야지 그저 혈압만 낮춰서는 소용이 없다고 또는 오히려 더 나쁘다고 이야기하고 있다. 과연 그러할까? 두 가지 이유 때문에 그렇지 않다고 확실히 말할 수 있다.

첫째, 고혈압은 그 원인이 단일하지 않다. 타고난 유전적 소인과 매우 복잡 다양한 환경적 요인 등 많은 원인들이 얽히고설켜 나타나는 현상이기 때문에 간단히 원인을 찾아서 해결한다는 것은 거의 불가능에 가깝다.

둘째, 항고혈압제가 고혈압을 '치료해 주는 약'은 아니지만 이 약제들로 혈압을 잘 조절했을 때 장기적으로 심혈관 합병증이 줄어든다는 증거가 확고하다. 한두 개의 연구가 아니라 이루 헤아리기 어려울 정도로 많은 수의 연구들을 통해서 거의 일관된 결과를 볼 수 있어 그 누구도 쉽게 부정하기는 어려운 정도이다. '고혈압 약은 해롭다.'라는 주장을 하는 것은 이러한 연구 결과들에 대해 철저히 무지하든가, 아니면 알고도 무시하려는 강한 편견에 사로잡힌 경우라고 밖에 할 수 없을 것이다. 혈압강하제로 혈압을 조절한다는 것은, 장기적인 득실을 저울질해 볼 때 이로운 경우가 대부분이다. 그래서 근본적인 해결은 아니지만 약을 복용하게 되는 것이다.

그렇다면 약을 끊으면 어떤 결과가 생길까? 결론은 매우 간단하다. '원래대로 된다.' 고혈압 환자가 혈압강하제를 중단하면 대개 혈압이 상승하여 원래 정도의 수준으로 돌아가게 되는데 결과적으로는 '고혈압을 조절하지 않고 그냥 놔두는 것'이 된다. 이것은 혈압강하제의 효과가 영원하지 않으며 약효가 떨어지면 혈압은 원래대로 된다는 의미이고, 우리가 원하는 것이 고혈압을 조절하는 것인 한 약을 중단하는 것은 대개의 경우 불가능하다.

혈압약은 절대 못 끊는다?
그렇다면 약을 끊는 데 성공하는, 정확히 말해서 약을 중단하고도 혈압 조절을 여전히 잘 해내는 사람은 전혀 없을까? 그렇지는 않다. 비만한 고혈압 환자가 성공적으로 체중을 조절한다든지 하는 경우처럼 약을 중단하고도 혈압 조절을 훌륭히 해내는 사례가 없는 것은 아니다. 그러나 이러한 경우가 흔하지는 않다. 현실적으로는 본인의 여러 가지 노력으로 혈압강하제의 효과를 대신할 정도의 결과를 거두는 것이 쉬운 일은 아닌 것이다. 알고 보면 그다지 특별한 이야기도 아닌 것인데, 마치 혈압강하제가 무슨 중독성이 있다는 듯한 뉘앙스의 '한 번 먹기 시작하면 절대 못 끊는다.'는 말에 헷갈려 할 필요가 없다.

그럼 혈압강하제를 중단하면 혈압이 갑자기 치솟아 오르면서 뇌출혈이 생기는가? 실상은 수많은 사람들이 자의적으로 혈압강하제를 중단해 버린다. 많은 연구가 혈압강하제 복용을 시작한 사람들 중 거의 반수 가까이가 1년 이내에 자의로 약 복용을 중단해 버린다는 결과를 보여 준다. 이 사람들이 과연 다 뇌졸중을 당했을까? 물론 그렇지 않다. 고혈압을 그냥 방치하는 셈이니 장기적으로 보아 뇌심혈관계 합병증의 우려가 증가하겠지만 당장에 무슨 일이 생기는 것은 아니다. 혹시 하루라도 약을 빼먹으면 어떻게 되는 것 아닌가 걱정하면서 괴로워하는 사람도 있지만 이것은 쓸데없는 걱정일 뿐이다. 앞서 예를 들었듯, 안전벨트 착용의 경우를 생각하면 그만이다. 안전벨트는 매일 매는 것이 원칙이지만 하루 잊어버렸다고 큰일 나는 것은 아니다. 그러나 자꾸 잊어버리다 보면 그만큼 다칠 확률이 좀 더 높아질 것이다. 혈압강하제도 자꾸만 거르게 되면 약효가 덜 날 테니 결국은 혈압 조절이 제대로 안 될 것이다. 괜한 걱정을 하지 말고 안전벨트 착용하듯 처방에 따라 꼬박꼬박 복용하면 될 일이다.

일반적으로는 혈압강하제를 중단하는 것이 쉽지 않지만 중단 또는 감량이 가능한, 혹은 필요한 경우가 분명히 있다. 앞에서 든 환자의 예와 같이 원래 고혈압이었는지 아니면 그저 일시적으로 혈압이 상승했을 뿐인지가 불분명한 상황에서 혈압강하제 복용을 시작하게 되었다면 (안타깝게도 드물지 않게 이런 일이 벌어지고 있다!) 결국 과잉 치료를 하고 있는 셈인데, 이를 확인하려면 약 복용을 일시 중단하고 혈압을 관찰해 보면 된다. 사실상 이것이 확실한 결론을 내기 위한 유일한 방법이 될 것이다. 혈압을 자주 측정하여 혈압이 어떻게 변동되는지 잘 관찰하기만 한다면 그렇게까지 위험한 방법은 아니니, 꼭 필요한 경우 의사와 충분히 의논하여 해 보면 될 일이다. 그렇게 겁낼 필요는 없다.

그러나 원래 고혈압 진단이 분명했던 경우라면 무분별하게 약을 끊어 버리는 것은 백해무익하다고 보아도 좋다. 결국 고혈압을 그대로 방치하는 결과가 될 뿐이니까 말이다. 하지만 약을 중단하거나 감량해 볼 수 있는 경우를 두 가지 정도 들 수 있다.

첫째는 여러 가지 생활요법(뒤에서 자세히 다룰 기회가 있을 것이다.)의 효과를 크게 거두어 약의 효과를 충분히 대신할 수 있을 것이라고 생각되는 경우다.

둘째는 복용하는 약의 효과가 매우 현저하기 때문에 약 용량을 다소 감량해도 충분히 혈압 조절 상태가 양호하게 유지될 것으로 기대되는 경우이다. 이 두 가지 경우를 각각 실제 예를 들어 살펴보자.

예 1: 39세 남자 환자. 혈압강하제를 하루 한 알^{칼슘 통로 차단제* 계열} 복용했다. 〈표 2〉에서 보는 바와 같이 집에서 스스로 측정한 수축기 혈압이 130~140mmHg대, 확장기 혈압이 85~90mmHg대 정도로 혈압이 조절되고 있었다. 환자는 키 164cm에 몸무게 88kg으로 비만한 상태였으나 6개월간 철저한 식이요법과 운동 끝에 약 20kg을 감량하였고, 이후 혈압은 110대/70대가 주로 나올 정도로 현저하게 낮아졌다. 환자는 약을 중단해 보기를 원했다. 그리하여 의사와 의논 후 약

---

* 칼슘 통로 차단제(calcium channel blocker)는 혈관 이완 작용을 주로 보이는 혈압강하제의 한 종류다. 1970년대 초반 이 종류 약제의 원형인 니페디핀(nifedipine)이 개발된 이후 개량을 거듭하면서 매우 많은 종류의 약제들이 개발되었고 현재까지도 혈압강하제로 널리 사용되고 있다.

혈압강하제 복용 중 (체중 조절 전)	혈압강하제 복용 중 (체중 조절 후)	혈압강하제 중단 3개월 후 (체중 조절 후)
125/87	112/74	124/80
138/84	118/78	128/82
141/85	108/70	135/85
152/83	122/76	124/78
136/88	113/72	127/76
145/90	115/74	130/84
142/88	119/74	122/80
149/90		124/81
133/84		

(단위: mmHg)

표 2. 예 1의 혈압 변동 추이

복용을 중단하였고 생활요법을 계속 철저히 실천하면서 체중을 그대로 유지하였다. 3개월 후에 혈압이 120~130대/70~80대 정도로 약을 복용 중일 때보다 다소 상승하기는 하였으나, 여전히 충분히 조절되는 상태로 유지되었다.

혈압강하제 복용 전	혈압강하제 복용 시작 1개월 후	혈압강하제 반 알로 감량 1개월 후	혈압강하제 중단 3개월 후
148/87	114/70	114/70	146/84
138/80	111/68	110/72	152/88
152/86	102/70	104/75	158/90
160/98	104/76	112/74	148/91
145/90	103/71	107/76	162/100
149/91	116/74	120/74	155/95
152/88	110/73	122/70	160/92
159/95	112/70	115/81	
153/94			

(단위: mmHg)

표 3. 예 2의 혈압 변동 추이

* 안지오텐신 수용체 차단제(angiotensin receptor blocker)는 여러 혈압강하제 종류 중 비교적 최근에 개발된 종류로 레닌-안지오텐신 시스템(renin-angiotensin system: 신체의 혈압 조절에 중요한 작용을 함)의 억제 작용을 통하여 혈압 강하 작용을 보인다. 1995년 이 종류의 원형인 로살탄(Losartan)이 시판된 이후 널리 사용되고 있다.

** 이뇨제(diuretics 또는 thiazide diuretics)는 1950년대 후반에 개발되어 혈압강하제로는 역사가 가장 오랜 약에 속하는데, 소변을 많이 나오게 한다는 이뇨제 본연의 목적뿐만 아니라 혈압강하제로서도 현재까지 널리 사용되고 있다. 체내의 과다한 염분을 배출하여 체액량을 줄여 혈압 강하 작용을 일으키는 것으로 생각된다.

예 2: 52세 여자. 원래의 혈압 수준이 150대/80 후반~90 초반 정도로 수축기 혈압이 다소 높게 판단되어 안지오텐신 수용체 차단제*와 이뇨제**의 복합제^{두 가지의 약제가 하나로 섞인 약제}를 처방하였으며, 한 달 만에 100~110대 정도로 혈압 강하 효과가 현저하게 나타났다. 약효가 매우 크게 나타나고 상당히 낮은 수준의 혈압이 유지되었기 때문에 같은 약을 반 알로 감량하여 복용하였으며, 이후에도 100~110대 수준으로 혈압이 매우 양호하게 조절되었다. 이후 환자가 자의로 약을 중단하였고, 처음에는 혈압이 비슷한 수준으로 유지되었다. 그러나 약 3개월째에 접어들면서 혈압이 상승하기 시작하여 결국 거의 원래의 수준으로 돌아간 것을 볼 수 있었다. 이후에는 약을 반 알 용량으로 복용함으로써 혈압이 계속 안정되게 조절되었다.

이상 두 사례에서 보듯이 약물치료 이외의 방법, 즉 생활요법으로 혈압 강하 효과를 크게 거둘 수 있을 때, 또는 처음 용량으로도 매우 현저한 혈압 강하 효과가 있을 때 약의 감량 또는 중단을 시도해 볼 수 있다. 하지만 예 2에서처럼 약의 효과가 크게 나타나기 때문에 적은 용량으로 감량이 가능하였던 경우, 완전히 약을 중단하면 결국 원래 수준의 혈압으로 돌아갈 가능성이 높다는 것을 알 수 있다.

또한 생활요법으로 혈압 강하 효과를 크게 거두는 것이 현실적으로는 그다지 쉬운 일이 아니기 때문에 예 1과 같이 순조롭게 약을 중단할 수 있는 경우는 전체 고혈압 환자 중에서 소수에 불과하다는 것을 잊어서는 안 되겠다.

| 명장면 다시 보기 | 혈압강하제 복용을 중단하면 혈압은 '원래대로' 된다. 약을 중단하고도 혈압 조절이 계속 잘 되려면 다른 방법으로 약의 효과를 대신할 정도가 되어야 한다. (가능은 하지만 쉽지는 않다!) 단, 일시적인 혈압 상승을 고혈압으로 오인하여 약 복용을 시작한 경우라면 예외로, 약 중단 후 조심스럽게 관찰할 수 있다.

세 번째 이야기

> 그렇게 안 좋은 것이면
> 의사들은 도대체
> 왜 혈압약을
> 권하는 걸까요?

> 54세 남자

혈압약이 몸에 안 좋다던데……

몹시 불만에 찬 것 같은 중년 남자. 중키에 언뜻 보아도 허리 부분이 두둑하고 벨트 버클 위를 살짝 덮으며 넘쳐흐르려 하는 뱃살이 좀 부담스럽다. 자리에 앉는 바람결에 슬쩍 날아오는 담배 냄새에 의사는 반사적으로 셔츠 가슴 주머니를 힐끗 보았다. 당연하게도 주머니 안을 차지하고 있는 담뱃갑. 굵은 팔뚝은 검게 그을려 있는데 손등은 하얗고 팔목에는 팔찌를 차고 있다. 건강 팔찌인가? 얼굴은 네모지게 보이는데, 그렇게 보이는 이유는 양쪽 귀 밑에 살집이 두둑하기 때문이었다.

옆에 서 있는 아주머니는 필경 이 남자의 부인이리라. 못마땅한 표정의 남편과 달리 그녀는 복잡한 표정을 하고 있었는데, 약간의 불안감과 함께 다른 한편으로는 의기양양한 표정이 섞여 있다고나 할까. 종합해 보면 아마도…….

"혈압이 높으신 모양입니다. 혈당이나 콜레스테롤도 괜찮진 않으시지요? 하지만 약은 드셔 보신 적 없고 드실 생각도 없으시겠지요. 병원에도 오기 싫은데 억지로 오게 되셨고요. 부인께서 걱정이 많으신 모양입니다. 담배 많이 피우시고, 술은 끝도 없이 드시는 분이시죠? 최소 하루 한 병 이상? 하지만 운동은 좀 한다 생각하시지요? 그러나 실제로는 골프 외에 따로 하는 운동은 없으실 거고. 사업하시느라 바쁜 모양입니다."

"아니, 도대체 그걸 다 어떻게…….."

"담배야 그냥 냄새 때문에 모를 수가 없었고요, 술은 환자분의 양쪽 귀 밑이 두둑해 보이는 걸로 짐작했습니다. 귀밑샘_{이하선, 耳下腺}이 커져 있는 것 같은데요, 원래는 간경화일 때 커지는 경우가 있지만, 간경화까지는 아니라도 술을 아주 많이 드시는 분들이 그런 경우가 적지 않더군요. 그리고 팔이 그을려 있고 건강 팔찌를 하고 있으시니 건강에 관심이 없는 것도 아니고 뭔가 야외 운동을 꽤 하지만, 복부 비만은 제법 있으신 것을 보면 어느 정도 이상 많은 양의 운동을 하고 있는지는 조금 의심스럽고요. 그런데 손등은 하얗고 팔목까지 그을린 것을 보면 장갑을 끼고 운동을 하시는 것 같은데, 야외에서 주로 하고 장갑을 끼고 꽤 많은 시간을 들이는 데 비해서는 운동량이 그렇게 많지는 않은 운동이라면 아마도 골프겠지요. 건강 팔찌도 이런 분들이 많이 애용하는 아이템이고요. 술과 골프를 자주 하시는 분이라면 개인 사업 하느라 원치 않아도 그렇게 되는 분일 가능성도 있을 것 같네요. 그리고 환자분의 표정과 부인 되시는 분의 표정을 종합하면, 본인은 건강에 별 문제도 없고 아무렇지도 않은데 부인이 성화를 해서 억지로 병원에 끌고 온 상황인 걸 짐작하는 게 별로 어렵지도 않습니다."

워워, 상상의 나래는 여기까지. 머릿속으로 펼치던 탐정 놀이를 접은 의사는 잠깐 동안의 백일몽을 흔들어 쫓았다. 괜히 탐정 흉내 내지 말고 평범하게 환자 보자. 마음은 명탐정 셜록 홈스지만 현실은 닥터 왓슨이잖아. 그래도 한 가지만 더 추리한다면, 의사가 말을 꺼내자마자 남자는 못마땅한 표정으로 부인 쪽을 쳐다보리라는 것.

"어떻게 오셨습니까?"

생각한 대로 환자가 원망스러운 표정을 지으며 부인 쪽을 힐끗 곁눈질하는 모습을 보고 의사는 속으로 키득대었다. 부인이 먼저 끼어들었다.

"이이가요, 혈압이 높은데 자긴 괜찮대요. 술이고, 담배고, 너무 걱정돼서요."

"허, 가만 좀 있어 봐."

짜증 섞인 남편의 반응이었다.

"혈압을 평상시에 재 보시나요?"

"어제도 재 봤는데 정상적으로 나왔었어요."

이 '정상적으로'라는 것이 참으로 문제의 낱말이다. 정상 혈압이란 도대체 무엇일까? 사람마다 다 다르게 생각하는 것을. 그리고 자기 마음에 안 드는 결과는 무시하고 괜찮은 것만 기억한다면 그게 무슨 소용일까?

"정상이 얼마라고 생각하십니까?"

"130에 80 얼마 나왔으면 정상 아닌가요?"

"언제 재셨는데요?"

"어제요."

"그러니까, 어떤 상황에서 뭘 하다가 재셨냐는 거죠."

"그런 게 무슨 상관이 있나요?"

의사는 당연하다는 표정을 지으며 참을성 있게 고개를 끄덕거렸다.

"어제 운동하고 나서 사우나 하고 재 본 건데요."

"그런 상황이라면 깨어 있는 중에 가장 혈압이 낮을 것 같은 순간에 재 보신 거네요. 상당히 혈압이 높은 사람이라도 그런 때라면 낮을 수도 있을 테니까요. 다른 상황에서 재 보신 일은 없나요?"

"술 먹은 다음 날 아침에 높잖아."

환자의 부인이 다시 끼어들었다.

"어허, 좀 가만히 있으라니까!"

"그럴 때는 얼마 나오나요?"

"그럴 때는요, 170, 180 나올 때도 있어요."

부인이 옆에서 끼어드는 것이 몹시 거슬리는지 환자의 눈썹 한쪽 끝이 씰룩거렸다.

"혈압은 상황에 따라서 많이 변동하기 때문에 가장 높을 때, 가장 낮을 때를 보고 판단하기는 무척 어렵습니다. 다양한 상황에서 많이 재 보고 평균 수준을 파악하는 게 중요하지요. 가장 낮은 편일 때가 130에 80대라면 그리 괜찮은 혈압이 아닐 가능성이 많겠는데요."

환자는 결국 못 이기겠다는 듯이 이야기를 늘어놓기 시작했다.

"평상시에 많이 재 봅니다. 스트레스 좀 받고 그러면 160, 170도 나오고 하더라고요. 괜찮을 땐 괜찮아요. 이 나이에 이 정도면 그냥 보통 아닌가요? 저 사람은 자꾸 병원 가서 약 먹으라고 하는데 약 먹는 게 좋은 건 아니잖아요?"

"그럼 이렇게 바꿔서 한번 여쭤 보지요. 혈압 재 보신 것 다 합쳐서 생각한다면, 열 번 잰 것 중에서 위 혈압이 140 이상이거나 아래 혈압이 90 이상인 경우가 몇 번 정도나 될까요?"

"거의 다예요."

부인의 깐족거림에 환자는 폭발할 지경인 것 같았다.

"이 사람 참, 당신 좀 나가 있어!"

"140에 90 이하는 별로 많지 않으시지요?"

"그렇네요."

환자는 마지 못해서 인정하였다.

"아까 말씀드렸듯이 혈압은 다양한 상황에서 충분한 횟수를 재 봐야 합니다. 그리고 가끔 보면 혈압을 재서 높을 때마다 이럴 리가 없다, 혈압계가 이상하다며 다시 재서 자기 맘에 드는 숫자가 나온 것만 인정하는 분도 있고 한데, 그러시면 안 되고요. 그냥 재서 죽 적어 놓고 평균치를 따져 보아야 합니다. 지금 나온 얘기를 가지고 대략 짐작컨대 평균 160에 100 가까이 될 수도 있겠는데요. 그 정도 평균치라면 분명히 괜찮지는 않습니다. 가끔 비교적 낮은 혈압이 나온다고 해서, 아무 증상이 없다고 해서, 당장에 아무런 일도 안 생긴다고 해서 그냥 괜찮겠거니 놔두신다면 병을 키우는 결과가 됩니다."

"중풍이라도 온다는 건가요?"

"지금 당장 어떻게 된다는 건 아니지만 앞으로 문제가 될 수도 있다는 거죠. 담배 피우시지요? 술도 자주 드시지 않을까 싶고."

"담배도 많이 피고 아주 매일 술이에요. 그것도 엄청 먹어요."

부인이 옆에서 추임새를 넣자 환자는 속으로 부글거리는 듯했지만 어쩔 수 없이 참는 것처럼 보였다.

"검사를 해 봐야 알겠지만, 이상지혈증이나 혈당이 높거나 하실 수도 있을 거고요."

"그것도 얘기 들은 적 있어요."

부인의 참견을 그대로 놔뒀다가는 환자가 폭발할지도 모르겠다는 생각이 들었다. 의사는 손을 가만히 들어 부인을 제지하였다.

"환자분은 지금 운전을 하고 있는데 과속, 신호 위반, 난폭운전, 음주운전에 안전벨트 미착용인 상황이라고 보시면 됩니다. 물론 그렇다고 반드시 사고가 나는 것은 아니지요. 운이 정말 좋으면 아무 일도 없을 수 있지만, 어떻게 보아도 안전하다고 말하긴 어렵지요. 그리고 어찌하면 안전할지 우린 뻔히 잘 알고 있는 상황인 것이고요."

"그렇다고 혈압약을 먹는 게 좋은 건 아니지 않습니까? 또 먹으면 평생 먹어야 한다는데."

왜 모든 고혈압 환자들이 이렇게 판에 박은 듯이 이 말을 되뇌는 것일까. '혈압약 한번 먹으면 평생 먹어야 한다.' 그런 것 아니라고, 그렇게 생각하지 말고 좀 다르게 생각해 보라고 끝없이 이야기하고 또 이야기하는데……. 목청 높여 외쳐도 귀담아 주는 이 하나 없는 카산드라의 신화가 의사의 머릿속을 맴돌고 있었지만 시간 끌 여유는 없다. 진료는 곧 설득이다.

"네, 많은 분들이 그런 생각에서 상황을 방치하시는데요, 그건 그냥 문제를 회피하는 것일 뿐입니다. 지금 그저 단순히 혈압약을 '먹느냐'와 '안 먹느냐' 중에서 선택한다고 생각하신다면 큰 착각이지요. '약을 먹고 혈압 조절을 잘하는 것'과 '약을 안 먹고 혈압이 높은 채로 놔두는 것'을 비교한다고 생각해 보십시오. 어느 쪽이 나을까요? 약이 좋으니까 드시라는 것이 아니고요, 그냥 놔두는 것보다는 약으로

라도 혈압 조절을 잘 하는 것이 분명 낫기 때문에 드리는 말입니다. '한번 약을 먹기 시작하면 평생 먹어야 하니, 그냥 안 먹고서 버텨 보자.' 이게 얼마나 말이 안 되는 얘기인지 들어 보세요. 아까 안전벨트 얘기 나왔지요? '안전벨트를 지금까지 안 매고 다녔는데, 한번 매기 시작하면 평생 매야만 하는 거니까 안 매고 그냥 버티는 걸로 하자.' 이거 말이 됩니까?"

환자는 할 말을 잊은 듯하였다. 의사는 때를 놓치지 않고 폭풍 잔소리(?)를 이어 갔다.

"혈압약이 안전벨트와 비슷한 점은 그것 말고도 여러 가지 많습니다. 지속적으로 꼬박꼬박 해야만 한다는 것도 비슷하고, 전혀 안 하던 사람더러 갑자기 하라고 하면 불편해하고 어색해하고 거부감을 가지기도 하지만, 일단 습관이 들면 별로 불편할 것도 없고 그리 어려운 일도 아닌 거지요. 그리고 그렇게 하는 것이 좀 더 안전하다는 것을 우리는 확실히 알고 있고요."

"그렇지만 혈압약 오래 먹으면 여러 가지로 몸이 나빠진다고 흔히 그러더라고요. 그래서 가급적 안 먹는 것이 좋다고."

"혈압약이 그렇게 안 좋은 것이면, 그래서 가급적 안 먹는 게 좋다면, 의사들은 도대체 왜 혈압약을 권하는 걸까요? 정말 이상한 일 아닙니까?"

"……."

"약이란 것은 무조건 좋기만 한 것도 없고, 무조건 나쁘기만 한 것도 없습니다. 그냥 나쁜 거면 약으로 존재할 이유가 없겠지요. 혈압강하제도 그저 '먹으면 나쁜 거'다? 이건 말이 안 되지요. 그게 사실이면 의사들은 제약회사 돈 먹고 건강을 해치는 약을 파는 사기꾼들이라는 건데요."

"아니 뭐, 그런 건 아니겠죠."

"혈압강하제는 '그냥 혈압을 낮추려고' 쓰는 것이 아닙니다. 목적은 뇌졸중이나 심부전 등의 심혈관계 합병증을 낮추려는 것입니다. 그런데 그런 합병증의 발병 위험은 혈압의 평균 수준이 높으면 높을수록 커지고요, 혈압강하제로 혈압 조절을 잘할수록 낮아집니다. 이것은 수없이 많은 연구를 통해서 일관되게 증명되어 온 사실입니다. 그러니까요, 약은 '좋다' 혹은 '나쁘다' 이렇게 단순하게 얘기할 수 없는 것이고요, 일단 '정말 필요한가'를 먼저 생각하고, 필요하다면 약을 써서 얻을 수 있는 부작용 등의 손해와 저울질해 봐야만 하죠."

의사는 수없이 읊어 댄 레퍼

토리라는 듯이 줄줄 이야기를 풀어 내었다.

"혈압강하제라는 약들은 애당초 거의 대개 평생 먹게 된다는 걸 감안하고 만들어진 약들입니다. 먹는 사람마다 부작용이 나고 먹기 힘들다면 혈압약으로 사용할 수가 없지요. 혈압약에 대한 온갖 안 좋은 얘기들을 들으셨겠지요? 콩팥이 나빠질 수도 있다, 혈관이 늘어진다, 혈액이 끈끈해져서 막힌다, 혈관이 좁아져서 피를 보내려고 혈압이 높아진 건데 억지로 낮추면 오히려 안 좋다, 성기능 떨어져서 남자구실 못한다는 등 수도 없이 많지요."

환자는 의사가 본인이 할 말까지 다 해 버리는 통에 그냥 입 다물고 있을 수밖에 없었다.

"이게 다 사실이고 약을 먹을 때 항상 벌어지는 일이라면 그런 약을 팔라고 허가해 준 보건 당국은 도대체 뭘까요? 그걸 국민들에게 처방하는 의사는 또 뭐고요? 지금 이 자리에서 저 다양한 혈압강하제에 대한 편견을 일일이 다 반박할 순 없는데요, 세 가지만 말씀드릴게요. 첫째, 옛날, 그러니까 1950년대 이전쯤에는 혈압강하제 중 정말 먹을 만한 약이 별로 없고 부작용 많고 쓰기 어려운 약들뿐이어서, 혈압 때문에 거의 다 죽게 생긴 환자들, 소위 악성고혈압 환자에게나 약물치료를 할까, 약을 쓰기가 정말 어려웠습니다. 혈압강하제에 대한 편견은 따져 보면 이때부터 시작된 것입니다. 물론 이 당시엔 편견이 아니라 상당 부분 사실이었지만요. 둘째, 현재는 대단히 많은 종류의 혈압강하제들이 개발되어 있어서 1950년 이전에 개발된 약이 현재에도 쓰이는 경우는 극히 드뭅니다. 다양한 약 중에서 잘 선택을 한다면 부작용이 비교적 적고 편안하게 먹을 만한 약들이 얼마든지 있고요. 우리나라에서 현재 시판되는 혈압강하제는 400종이 넘습니다. 셋째, 그럼에도 불구하고 혈압강하제에 대해 음해(?)하는 사람들이 여전히 있는데요, 평생 약을 먹는 것에 대한 거부감이 워낙 일반적이다 보니 약은 나쁘다, 대신 내가 하라는 대로만 하면 약 안 쓰고 조절할 수 있다는 식의 주장을 하는 분들이 일부 있습니다. 그런데 제가 보기엔 그다지 현실적이지 않아요."

"그러니까 결국 전 약을 먹어야만 하는 거네요?"

"그럴 것 같긴 한데요, 환자분께서 원하신다면 단기적으로는 약 쓰지 말고 조절해 보는 쪽으로 시도해 보셔도 됩니다."

의사는 눈웃음을 슬쩍 짓더니 등받이에 몸을 기대며 조금 느긋한 말투로 대꾸하였고, 환자의 눈은 약간 둥그레졌다. 환자의 부인은 환자의 등 뒤에서 의사를 향해 얼굴을 찌푸리며 몰래 손사래를 쳤다. 겁을 더 팍팍 줘 가지고 약을 먹이라는 말이겠지. 하지만 의사는 그러고 싶지 않다고 생각했다. 먹으란다고 꼬박꼬박 먹는 것도 아니고……. 의사는 그녀를 향해 보일락 말락 눈을 찡긋하고는 말을 이어 갔다.

"이건 절대로 환자분의 상태가 혈압강하제를 안 먹어도 괜찮다는 뜻이 아니고요, 본인이 열심히 노력을 해서 약을 쓴 것만큼 혈압 강하 효과를 낸다면 약을 복용하지 않을 수도 있으니 몇 달간 시간을 가지고 시도해 볼 수도 있다는 뜻입니다. 지금 사실 혈압만 문제가 아닐 겁니다. 담배도 피우시죠, 검사를 안 해 봐서 아직 재확인은 못한 셈이지만 혈당도 높고 이상지혈증도 있다고 하시죠, 술 많이 드시고, 운동도 별로 못 하고, 복부 비만도 있고, 이런 정도의 상황이면 앞으로 심혈관계 합병증의 우려가 상당히 높습니다. 나쁜 조건을 여러 가지 갖추고 계신 셈이니까요. 당장에 무슨 일이 생기지 않는다고 하여 괜찮다고 얘기할 수는 결코 없는 상황이지요. 그러니 달라지셔야만 합니다. 그냥 그대로 세월 가게 하지 마시고요, 적극적으로 생활을 바꿔 주셔야만 하는 상황입니다. '나중에 봐서.' 이런 거 아니고요, 지금 당장."

"그럼 어떻게 하면 되나요?"

"우선 혈압 조절의 관점에서 말씀을 드리지요. 약물치료가 아닌 방법으로 혈압을 조절하는 방법을 생활요법이라고 흔히 말하는데요, 생활 습관과 관련된 것들이 많아서 그렇습니다. 생활요법 중 혈압 강하 효과가 확실히 있는 것으로 증명된 것이 몇 가지 있습니다. 규칙적인 운동, 절주, 저염식과 저지방 고섬유질 식사, 그리고 체중 조절입니다. 이것들은 물론 서로 다 연관되어 있지요. 그리고 또 이들 못지않게 중요한 것이 금연인데요, 일반적으로 금연을 했다고 해서 혈압이 눈에 띄게 떨어지는 것이 아니긴 하지만, 지금 환자분은 단순히 혈압만 문제인 분이 아니라 심혈관 합병증의 위험을 높일 만한 조건이 여러 가지 있는 상태이고, 그중 담배가 상당히 중요한 문제이니만큼 금연도 꼭 하셨으면 합니다."

"제가 운동은 좀 한다고 하는데 살이 잘 안 빠지네요."

"운동이라면 골프 말씀이시지요? 골프가 나쁜 운동이란 뜻은 절대 아닙니다만, 골프만 가지고 될진 잘 모르겠네요. 골프 치시면서 숨차 본 적 있으세요?"

"글쎄, 그래도 하면 땀은 꽤 나는데……."

"아마 숨이 차실 정도로 하시긴 어려울 겁니다. 강도가 그리 높지는 않은 운동이니까요. 그리고 땀이 많이 난다고 해서 운동이 된다는 생각은 안 하시는 게 좋겠습니다. 워낙 개인차가 커서 조금만 움직여도 땀을 줄줄 흘리는 사람도 있고, 강한 운동을 해도 땀을 그다지 안 흘리는 사람도 있고, 또 환경에 따라 습하고 더울 땐 조금만 움직여도 땀이 많이 나니까요. 운동의 강도는 숨이 어느 정도 차는가를 기준으로 가늠하시는 게 좋습니다. 꼭 심하게 숨이 찰 정도의 고강도 운동이 필요한 것은 아니지만, 다소 숨이 찰 정도, 다르게 표현하면 숨이 조금 찬데 대화는 가능할 정도라면 중간 강도의 운동에 해당됩니다. 이 정도 강도는 되어야 충분히 효과를 거두실 것입니다. 물론 낮은 강도라도 더 길게 운동하면 비슷한 칼로리를 소모하겠지만요, 운동의 효율도 생각해야겠지요."

"누군 운동을 세게 하면 지방을 별로 못 태운다고 하더라고요."

"많은 분들이 오해하는 점인데요, 간단히 요약하면 이렇습니다. 운동 강도가 올라갈수록 사용 에너지 중 탄수화물의 비율이 높아지고 지방을 연소하여 얻는 에너지는 비율이 낮아지지요. 하지만 운동 강도가 높으면 같은 시간에 더 많은 에너지를 사용하거든요. 결국 지방 연소시켜 얻는 에너지의 양은 큰 차이가 안 납니다. 물론 운동을 안 하던 분이 갑자기 고강도의 운동을 하려고 들면 금방 지쳐서 잠깐밖에 지속하지 못하니 결국 소비하는 에너지가 많지 않게 되는 문제가 있겠죠. 그래서 결국 자기 체력에 적당한 강도로 운동하는 것이 중요한데, '약간 숨이 찬 정도'가 가장 무난한 중간 강도의 운동이란 걸 기억하시면 되죠."

환자는 약간은 알 듯 모를 듯하다는 표정을 지었지만 의사는 계속 말을 이어 갔다.

"골프도 카트 타지 않고 걸어서 친다면 운동이 제법 된다고 할 수 있습니다. 시간당 300칼로리 정도 소비할 수 있을 겁니다. 같은 종목의 운동이라고 해서 다 똑같지 않을 것이고, 실제로 어떻게 하느냐에 달려 있는 거지요. 하지만 골프장까지 오가는 시간 등을 생각해 보면, 운동 효율이 매우 낮은 쪽이 아닐까요? 제법 강도 있는 운동을 소화해 낼 체력이 되는 사람은 그 정도 칼로리는 30분에 소비할 수 있습니다. 따라서 적당한 운동 강도를 지키고 좀 더 높은 강도의 운동을 소화할 수 있게 체력을 향상시켜야 체중 감량 효과를 더 크게 만들 수 있지요."

"그럼 무슨 운동을 하면 좋을까요? 헬스클럽 가서 러닝머신에서 뛰는 게 좋을까요?"

"무슨 운동을 하실지는 본인 취향에 따르십시오. 본인이 재미있게 할 수 있는 운동이라면 뭐든 좋습니다만, 아까 말씀드린 대로 적당한 강도가 되었으면 좋겠고, 충분한 시간과 횟수, 즉 한 번에 30분 이상, 거의 매일이면 가장 좋지만 주당 3회 이상은 되게 하시면 좋겠습니다. 혈압 강하에 직접 효과를 보이는 운동은 걷기, 달리기, 수영, 자전거 등 유산소 운동입니다. 쉽게 말씀드리면 다리를 주로 많이 움직이는 운동인데, 그렇게 하면 몸 전체 근육의 최소 절반 이상은 계속적으로 움직이는 운동이라고 보시면 되겠지요. 직접적인 혈압 강하 효과는 없으나 근력 운동을 병행하는 것도 권장합니다. 근육의 양을 늘려 주면 체중 조절에 큰 도움이 되니까요."

"술 많이 마시면 안 되죠?"

옆에서 환자 부인이 안타까운 표정으로 다시 끼어들었다.

"네, 일단 술을 많이 드시면 드실수록 혈압은 올라간다고 보시면 됩니다."

"전에 술 먹고 혈압 재 보니까 별로 안 높던데요?"

"술 기운 있는 상태에서 재시면 약간 낮은 경우도 흔히 있습니다.

혈관이 조금 늘어난 상태가 되니까요. 하지만 술 깰 때 혈압이 오르는데 대개 마신 양에 비례하지요. 술로 인해서 혈압이 낮은 시간보다는 혈압이 올라가 있는 시간이 더 길 것이고요. 결국 드시는 양이 많아지면 많아질수록 혈압 조절에는 상당히 방해가 됩니다. 그리고 술자리에서 섭취하는 칼로리가 상상 이상으로 많은 경우가 흔해서 도저히 운동으로 따라갈 수 없는 상황이 대부분이지요. 술 한 병의 알코올 양을 대개 600칼로리로 잡는데요, 공깃밥 두 그릇 분량쯤 되고 이걸 운동으로 소모하려면 제법 숨이 찰 정도의 운동을 한 시간 이상 해야만 하는 양입니다. 술만 드시는 것은 아닐 테니 나머지는 대충 생각해 보셔도 아시겠죠. 몇 시간 동안 골프장에서 시간을 보내도 하루저녁 술자리에서 먹은 칼로리 절반도 소모하지 못할 수 있습니다."

"술 종류에 따라 다를 것 아닙니까?"

"근본적으로 다르지는 않습니다. 소주 한 잔과 와인 한 잔에 들어 있는 알코올 양이 동일하지요. 원래의 잔에 마시기만 한다면요. 어떤 술은 좋다는 생각은 금물입니다. 적당히 마시느냐 과음하느냐가 문제인 것이지요."

"사업하느라 사람도 만나야 하고 해서 술을 끊진 못하겠는데요."

"그거야 의사가 결정해 줄 수 있는 문제는 아니겠지요. 하지만 경우에 따라선 '적당히 먹기'는 불가능하고, '끊기'가 차라리 가능한 경우도 있습니다. 잘 고려하셔서 본인에게 가능한 길을 찾으십시오."

"먹는 건 어떻게 해야지요?"

"체중 조절이 중요한 분이시니 일단 양 조절이 중요하겠지요. 체중 조절은 그것대로 간단치 않은 문제라 도저히 지금 다 말씀드릴 수가 없을 것 같고, 차차 얘기 해야만 할 것 같습니다. 혈압 조절에 초점을 두고 논한다면 일단 저염식이 필요한데, 이게 현실적으로 간단한 문제는 아닙니다. 우리나라 식사가 일반적으로 소금 섭취량이 많은 편이거든요."

"저는 평소 싱겁게 먹습니다. 젓갈 같은 것 안 먹고요."

"글쎄요. 그런데 그리 짜게 먹는다고 생각하지 않지만 실제론 소금 섭취를 꽤 하는 경우가 많다는 게 문제입니다. 국물 드십니까?"

환자는 고개를 끄덕거렸다. 당연한 것을 물어보냐는 듯이.

"다른 반찬은 싱겁고 짠 것이 맛으로 드러나지만, 국물은 별로 짜게 먹는다는 자각 없이 소금 섭취를 많이 하게 되는 원인이 되지요. 맹탕으로 먹는 일은 없으니 국물 먹는 양에 비례해서 소금 섭취를 하게 됩니다. 간을 비교적 싱겁게 하는 정도가 국물 100밀리리터에 소금 1그램이 들어가는 수준인데요, 국물을 한 끼에 200~300밀리리터 정도 섭취한다고 보면 국물을 먹는 것만으로 하루에 족히 6~7그램 이상의 소금을 먹게 되지요. 이 정도만 해도 저염식이라고 얘기를 하기 어렵게 됩니다. 또 김치도 드셔야죠? 철저한 저염식이란 게 생각만큼 쉽지는 않은 겁니다. 그리고 그 조절이란 게 그나마 집에서 식사를 할 때에나 가능한 것이지 밖에서 많이 먹게 되면 그것조차 쉽지 않고요."

"어렵네요. 그럼 결국 약을 먹어야 한다는 얘긴가……."

환자는 난감한 표정을 지었다.

"어차피 먹는 것 하나만으로 결정되는 것도 아니고요, 지금까지 얘기 나온 것, 운동, 절주, 체중 조절, 저염식 등 모두 다 필요합니다. 혈압강하제 없이 혈압을 조절하는 게 쉬운 일은 분명 아니고요, 다각도의 장기적인 노력이 필요합니다. 거기다 금연까지, 지금 하셔야 할 일이 너무 많은 것 같아서 아득하게 느껴질지 모르겠는데요, 바꾸어서 긍정적으로 얘기한다면 지금 생활 습관이 여러 가지로 문제가 많으신 상태이기 때문에 오히려 해 볼 것이 많은 상태이고, 따라서 전반적으로 생활을 바꾸고 적극 노력한다면 눈에 띄게 혈압 강하 효과를 거둘 가능성이 꽤 있다고 할 수 있겠죠. 이미 운동도 열심히 하고 술도 안 드시고 담배도 안 피우고 비만하지도 않고 식사 조절도 잘하고, 한마디로 생활에 아무 문제가 없는 상태인데 혈압이 높다고 생각해 보십시오. 약을 드시는 것 말고 혈압 조절할 방법이 정말로 없겠지요. 환자분은 오히려 가능성이 많습니다. 긍정적인 쪽을 보십시오."

"선생님, 약 먹는 게 좋지 않을까요? 그러다 큰일이라도 나면……."

환자의 부인은 무척 불만인 것 같았다. 저렇게 좋은 말만 해 가지고 정신을 차릴까. 그러다 뇌졸중 와서 반신불수라도 되어야 정신 차릴 거냐고 호통을 쳐 주길 바라는 것 같았다.

'미안, 저는 호통쳐서 환자들 휘어잡는 그런 카리스마 같은 거 없어요. 저는 명의가 아니라 그냥 의사라서.'

"아까 말씀드렸듯이 환자분 상태가 괜찮아서 약을 안 드리는 것이 아닙니다. 쉬운 일은 결코 아니라 해도 적극 노력해서 약 없이 혈압 조절을 해내는 것이 불가능한 일은 아닌데, 본인이 스스로 납득이 갈 정도로 시도해 보지도 않고 그냥 먹기 싫은 약을 의사가 먹으라고 한다는 이유만으로 드신다는 것은 쉽게 받아들이기 어려운 일이시잖아요? 본인의 건강이, 나아가서는 앞으로의 인생이 달린 문제입니다. 스스로 결정하실 수밖에 없습니다. 만일 현실적으로 그러한 생활의 변화를 시도해 볼 만한 자신이 없으시다면 지금 바로 약을 처방해 드리겠습니다."

"아니오, 제가 좀 해 볼게요."

그 말이 지금의 상황을 모면하기 위해 그냥 하는 말은 아니기를 빈다고 의사는 속으로 생각하면서 최종 판결의 망치를 두드리는 판사와 같이 끝을 맺었다.

"그럼, 3개월 후에 뵙겠습니다. 혈압 자주 재서 기록해 오시고요."

이번 이야기에서 배울 점

혈압약은 몸에 나쁜가?

시중에는 수도 없이 많은 고혈압 관련 대중 서적이 있다. 물론 필자가 그 많은 책을 다 섭렵한 것은 아니지만, 크게 나누어 두 가지 종류가 있는 것 같다. 하나는 '정통 의학'의 시각에 따라 고혈압에 관련된 과학적인 지식들을 전달하려고 하는 책들인데, 정확하고 자세한 내용을 담고 있어서 훌륭한 참고 서적의 역할을 한다. 그러나 대개는 교과서 같은 느낌으로 공부를 시켜 주는 책이어서 그런지 그리 재미있지는 않은 편이고 환자들이 실질적으로 궁금해하는 현실적인 의문들을 놓치고 있는 경우도 있는 것 같다. 물론 찬찬히 읽어 본다면 지식을 늘려 주는 역할을 충분히 할 것이라 생각하므로 크게 문제 삼고 싶지는 않다.

문제는 다른 한쪽인데, 이 부류들은 대개 '약 없이 혈압을 조절할 수 있다.' 내지 '혈압약은 나쁘다.'는 것이 기본 기조이다. 이들의 대체적인 논지는 혈압강하제란 것은 문제를 근본적으로 해결해 주는 것이 아니라 그저 혈압을 낮춰 주는 것에 불과하고, 장기적으로는 나쁠 수도 있는 것인데 의사들이 근본적인 해결책은 외면하고 임시방편인 약물치료에만 매달리고 있다, 내 생각에는 이러이러한 것이 고혈압의 근본 원인이므로 저러저러하게 하면 근본적으로 문제가 해결되고 평생 약을 먹어야 하는 굴레에서 벗어날 수가 있다는 정도에서 약간씩 변주가 있는 것 같다. 그리고 혈압강하제에 대한 입장은 '정말 불가피한 경우라면 쓸 수도 있다.'에서부터 '쓸데없고 나쁜 것이니 중단해야 한다.', '약을 쓰는 의사들은 제약회사의 앞잡이다.'라는 것까지 실로 다양한데, 실제로 고혈압 환자를 진료하고 있는 의사의 입장에서는 읽다 보면 울컥하면서 그야말로 뒷목을 부여잡게 될 만한 내용들이 즐비하다.

그 내용들을 일일이 다 반박하자면 한이 없겠으나 몇 가지 정도는 짚고 넘어가고자 한다. 왜냐하면 그 내용들이 일반 대중의 통념에 근거하고 있어서 언뜻 듣기에는 솔깃하고 설득력 있게 들리는 내용들도 많아 실제 고혈압을 잘 조절하는 데 상당히 방해가 되기도 하기 때문이다.

혈압강하제도 진화한다

혈압강하제의 역사는 이뇨제 개발 전과 후로 나뉠 정도다. 이뇨제 (정확히는 티아지드^{thiazide} 계열 이뇨제)의 개발이 고혈압의 약물치료에 있어서 갖는 중요성은 매우 크다. 그 이전의 혈압강하제들은 지금 일반인들이 갖고 있는 혈압약에 대한 온갖 나쁜 선입견을 '실제로' 가지고 있었다고 할 만큼 부작용이 흔하고 먹기 쉽지 않은 약들이었다. 예를 들어, 성기능장애를 자주 유발하다 보니 '남성 피임약'이라는 조롱이 별명으로 붙은 약도 있었고, 피로감, 기립성 저혈압 등 각종 부작용이 흔히 나타났기 때문에 혈압강하제를 먹으면 여러 가지로 사람 구실하기 힘들다는 것이 크게 틀린 말이 아닐 정도였다. 그러다 보니 고혈압을 약물로 치료하는 것은 악성고혈압 등으로 심장이나 콩팥 등 장기가 급속도로 망가져 당장에 생명이 위협받는 것처럼 어쩔 수 없고 급박한 경우로 한정할 수밖에 없었다.

1950년대 후반 클로로티아지드(chlorothiazide)라는 티아지드계 이뇨제가 처음 개발되었는데, 이로써 고혈압의 약물치료는 혁신적인 변화를 겪게 되었다. 이뇨제는 그때까지의 어떤 혈압강하제보다도 부작용이 적어 편안하게 복용할 수 있으면서도 혈압 강하 효과는 우수하였다. 그러다 보니 그때까지 멀쩡하다고 생각하여 약물치료를 할 생각조차 하지 않던 무증상의 고혈압 환자에게서도 약물치료를 시도하기 시작했고, 그 결과 약물치료를 한 쪽이 뇌졸중, 심부전 등의 심혈관계 합병증을 덜 겪는다는 점을 확인할 수 있었다. 이후로 베타 차단제*, 칼슘 통로 차단제, 안지오텐신 전환효소 억제제, 안지오텐신 수용체 차단제 등 다양한 기전의 혈압강하제들이 개발되었고 지금에 이르렀다.

현재 1950년대 이전에 쓰이던 혈압강하제를 사용하는 것은 좀처럼 보기 드문 일이다. 1950년대 초반에 개발된 히드랄라진(hydralazine)이 아마 거의 유일한 예외인 듯한데, 그것도 주로 사용되는 약은 아니며 임신 중의 고혈압에 대해서 제한적으로 사용되고 있는 정도이다.

이런 논리를 펼치는 사람도 있다. 고혈압은 혈관이 좁아지다 보니 장기로 혈액을 공급하기 위한 보상 작용으로 혈압이 높아져서 생기는 것이다. 그러니 인위적으로 혈압을 낮추는 것은 해롭다. 이렇게 말하는 이들은 의사들이 이 간단한 것을 모르고 어리석게도 혈압을 낮추려고 혈압강하제를 써 댄다며 비난하기도 한다. 역사적으로 이는 전혀 새로운 주장이 아니다. 약 70여 년 전의 의사들이 가지고 있던 것과 정확하게 똑같은 견해이다. 언급한 바와 같이 그 이후로 새로운 약

---

* 베타 차단제(beta blocker)는 교감신경계의 베타 수용체를 차단하는 약으로 허혈성 심질환, 심부전, 부정맥 치료제 등으로 널리 사용되지만 혈압강하제로도 흔히 사용되는 약제다. 이 종류 약제의 원형인 프로프라놀롤(propranolol)은 1960년대에 개발되었다.

의 개발과 그 효과에 대한 임상시험이 무수히 이루어진 지금 그 논리를 그대로 주장하는 사람들은 공부를 전혀 안 하는 것인지 아니면 알고도 일부러 무시하는 것인지 잘 모르겠다.

 혈압강하제 때문에 혈압이 낮아져 혈액 공급이 막히고, 혈액이 끈적끈적해져 뇌경색이 생긴다는 어이없는 주장을 인터넷에서, 심지어 방송에서까지 버젓이 해 대는 사람들이 있을 정도이니 대중이 이런 잘못된 지식에 호도되지 않도록 하는 것도 의사의 의무 중 하나가 아닐까 생각한다. 백 보 물러나서 이러한 주장이 조금이라도 일리 있다는 쪽으로 본다면 다음과 같다. 뇌혈관을 비롯하여 심장과 신장 등 주요 장기로 가는 혈관의 상태가 이미 매우 좋지 않은 상황이라면 지나친 혈압 강하가 해로운 상황도 있을 수는 있으며, 경우에 따라 과도하지 않게 혈압 조절이 되도록 약물치료의 강도를 조절할 필요는 있다. 하지만 이는 전체 고혈압 환자들 중 일부에만 해당되는 것이며 그렇기 때문에 개별화된 치료를 해야 한다. 이것이 바로 의사가 필요한 이유이기도 하다. 결국 혈압 조절이 필요한데도 혈압강하제에 대한 선입견으로 인해 약물치료의 시작을 꺼리는 수많은 고혈압 환자들에게는 정말 도움이 되지 않는 이야기일 것이다.

생활요법만으로 혈압을 잡을 수 있을까?

시중에서 횡행하는 또 다른 논리는 이러하다. 고혈압은 생활 습관과 밀접한 관계를 가지고 있고 생활 습관만 잘 고치면 조절될 수 있는데 그걸 무시하고 무조건 약물치료를 하다니 의사들은 참 나쁘다는 것이다. 물론 생활 습관은 중요하다. 약물치료를 하든 안 하든 실천하면 건강에 여러모로 도움이 되는 습관들이 많다. 그 중요성에도 불구하고 의사들이 충분히 관심을 기울이지 않고 있다는 데 대해서는 필자도 십분 동의한다. 하지만 이러이러하게만 하면 혈압이 조절될 수 있으니 약 먹지 말라는 논리에는 전혀 동의할 수가 없다.

무엇보다도 현실에서는 약물치료를 완전 배제하고 생활요법만으로 혈압 조절을 잘하는 것이 결코 쉽지 않다. 〈표 4〉는 현재 그 효과가 과학적으로 입증되어 있는 생활요법과 혈압 강하의 정도를 나타낸 것이다. 보다시피 개개의 생활요법만으로는 수축기 혈압 기준 평균 5mmHg 정도 내외의 효과를 거두는 수준에 불과하다. 결국 이는 비교적 경미한 고혈압의 경우에 여러 가지 생활요법을 복합적·장기적으로 꾸준히 시행해야만 눈에 띄는 효과를 거두고 약물치료를 회피할 수 있다는 정도에 이르게 된다. 필자의 개인적인 경험으로 볼 때

이를 해낼 수 있는 경우, 즉 약물치료 없이도 혈압 조절을 충분히 하는 경우는 많이 잡아도 고혈압 환자 열 명 중 한 명을 넘지 못한다. 열심히 권하지 않으니까 그런 것 아니냐고? 그렇게 말하면 정말 억울하다. 필자는 혈압약 먹겠다는 사람을 말려서 일단 생활요법을 먼저 시도해 보라고까지 권하기도 하는 의사다.

한동안 '목숨 걸고 편식' 열풍이 불었었는데, 이러저러하게 식이요법을 하면 혈압 조절이 가능하다는 것이다. 그중 현미밥이 대중에게 많이 알려지게 된 듯 하다. 현미밥만 먹어서 혈압 조절이 다 된다면 혈압강하제를 먹는 환자와 그것을 처방하는 의사들은 다 바보가 아니겠는가. 현실은 그렇게 단순하지 않다. 포화지방 섭취를 줄이고 섬유질이 많은 식사, 즉 과일, 야채, 잡곡이나 현미 같은 통곡물의 섭취를 늘려 주는 식사가 혈압 조절에 도움이 된다는 것은 1990년대에 잘 설계된 임상시험을 통해 증명이 되어 있는 사실이다. 의사들도 이미 이를 잘 알고 있어서 고혈압 치료 가이드라인에 그 내용이 실려 있을 정도다. 이를 DASH$^{\text{Dietary Approaches to Stop Hypertension}}$ 식이라고 부른다. 무슨 특별한 비법이 아니라 일반적으로 다 알려져 있는 생활요법의 한 가지일 뿐인데, 〈표 4〉에서 확인할 수 있듯이 그 실천 정도에 따라 꽤 큰

생활요법	권고 사항	기대되는 혈압 감소 효과의 크기
체중 조절	정상 체중 (체질량 지수 18.5~24.9) 유지	5~20mmHg / 10kg 체중 감소
DASH 식이	과일, 야채 통곡물 등의 섭취 증가, 포화지방을 비롯한 지방 섭취의 감소	8~14mmHg
저염식	하루 100mmol 이하 (나트륨 2.4g 또는 식염 6g 이하)	2~8mmHg
운동	빨리 걷기 등의 유산소 운동 (최소 30분 이상 거의 매일)	4~9mmHg
알코올 섭취 감소	남자 하루 2잔 이하 여자나 체구 작은 사람의 경우 1잔 이하	2~4mmHg

표 4. 추천되고 있는 고혈압의 생활요법

출처: 대한고혈압학회, 〈2013 고혈압 진료지침〉, 대한고혈압학회진료지침제정위원회, 2013, 25쪽.
(저자가 일부 수정)

효과를 보는 경우도 있다. 하지만 먹는 습관을 바꾸어 장기간 유지한다는 것이 실제로는 그리 간단한 일이 아니기 때문에, 모든 사람이 이렇게만 하면 혈압약을 먹을 필요가 없다는 주장은 분명 지나친 과장이라고 하지 않을 수 없다.

그럼 이러저러하게 해서 혈압약을 끊었다고 하는 많은 사람들은 다 뭔가? 필자는 그 사람들에게 정말 혈압을 충분히 측정해서 약 없이도 혈압 조절이 잘되고 있는지 분명히 확인했느냐고 묻고 싶다. 그냥 약만 끊고 혈압에 대해서 신경 쓰지 않고 지내면 일단 몸과 마음이 편안하겠지만, 혈압을 재 보면 대다수가 결국 원래 혈압 수준이 돼 버리고 만다. 그 사람들 중 일부는 정말 생활요법으로 성공을 거둔 사람들이겠지만, 실제로는 그렇게 쉽고 누구나 해낼 수 있는 일이 아니라는 것이 분명하다.

또한 도대체 생활요법을 하려고 해도 더 할 것이 없을 정도의 모범적이고 건강한 생활 습관을 가진 이가 고혈압인 경우도 적지 않게 있다. 아마도 그 사람이 가진 고혈압이 될 수밖에 없는 강한 유전적 소인의 탓일 것인데, 이런 경우 혈압을 그냥 놔두겠다면 몰라도 조절할 것이라면 약물치료 외에 별다른 대안은 없다.

많은 고혈압 환자들의 정신 세계를 지배하는 불길한 경구(?), '한번 약 먹기 시작하면 평생 먹어야 한다.'는 이런 사실에서 비롯된다. 그냥 약을 중단하면 혈압은 원위치될 것이고, 그러지 않으려면 생활요법으로 약을 대신할 정도의 효과를 내야만 하는데 이는 현실적으로 쉽지 않다. 결국 대다수가 혈압을 높은 채로 놔둘 것인가 약을 먹어서라도 조절할 것인가 하는 선택의 기로에 놓이게 된다. 그 상황에서 약은 무조건 나쁘다, 나쁘다, 나쁘다라고 주문을 외고 있으면 도대체 어쩌자는 것인가? 현실을 잘 보고 판단해 보자.

생활요법만으로 혈압 조절을 해내는 경우라면 더할 나위 없이 좋다. 시도해 볼 것이 있다면 열심히 시도해 보되 스스로 혈압 측정을 자주 해 보고 정말 혈압 조절 목표를 달성할 수 있는지를 잘 살펴보아야 한다. 충분한 기간 동안 최선을 다했는데도 충분치 않다면 약물치료를 시작하는 것에 대해서 너무 편견을 갖지 말고 고려해 보면 될 일이다.

| 명장면 다시 보기 | 혈압약이 아무리 먹기 싫다 해도 고혈압을 그냥 방치하는 것보다 못할까? 신중하게 생각해 보자. 약물치료를 회피하려면 생활요법으로 충분히 효과를 내는 길뿐. 되면 최고지만, 결코 쉽지는 않다. 최선을 다해 본 후 그 결과를 놓고 냉정히 판단할 것!

네 번째 이야기

"
뒷머리로 뭐가 치밀어 오른다,
뒷골이 띵하다, 또는
머리가 아프다는 등의 증상은
혈압이 오르는 것과
실제로는 별 상관이 없고요…….
"

38세 여자

혈압이 200인데
당장 치료를 안 한다고요?

"저희 아버지가요, 중풍으로 고생하시다가 돌아가셨거든요. 어머니도 혈압이 높은 데다가 당뇨라서 약을 드셨는데 갑자기 쓰러져서 돌아가시고요. 그래서 저도 혈압 때문에 불안해서 살 수가 없네요. 이거 이러다가 큰일 나겠다 싶어서……."

의사는 늘씬한 몸매에 긴 머리의 여자 환자가 조잘거리는 것을 들으며 찬찬히 그녀를 뜯어보았다. 조금 짙다 싶지만 세련되게 화장을 했고 손톱에는 반짝거리는 네일아트가 되어 있었다. 양쪽 귓불에는 각각 두 개씩 자그마한 귀고리가 찰랑거리고 있었다. 반소매 밑으로 드러난 팔은 가늘면서도 약간의 근육이 드러나 보였고 그리 크지 않은 키이지만 반바지 아래로 보이는 다리는 늘씬하였다. 눈길을 끌 만한 화려한 미모지만 전체적인 인상은 나이보다 더 노숙해 보였다. 눈가에 이미 자리 잡은 잔주름이 꽤 많았지만 능숙한 화장술로 상당히 잘 감추어져 있었다. 두드러진 쌍꺼풀과 날이 서 있는 오똑한 코가 너무 앙칼져 보여 오히려 얼굴의 균형을 흐트러뜨린 듯하였는데, 약간 나른한 표정에는 '내가 너를 거저 믿진 않겠지만, 어디 나를 좀 설득해 보든지.' 하는 듯한, 산전수전 다 겪고 나서 '세상 별 거 있어?' 하는 시건방진 표정이 언뜻언뜻 스쳐 지나가고 있었다. 이 환자는 뭐 하는 사람일까. 그리 짐작하기 어렵지 않은 것 같기도 한데……. 잠시 만에 주변은 진한 향수 냄새로 채워졌다.

자, 일단 일부터 하자. 의사는 자리를 고쳐 앉으면서 물었다.

"그러니까 혈압이 어떻다는 말씀인가요?"

"제가 전자혈압계도 있고요, 또 헬스클럽에서도 재 보고 그러는데요, 평상시엔 120에 80, 그렇게 아주 정상적으로 나올 때도 있는데요, 아침에 재 보니 또 어떤 때는 140에 90쯤 될 때도 있고. 근데 어떤 때는 머리가 띵하고 뒷목으로 뭐가 확 치밀어 오르는 것 같고 해서 재 보면 막 올라가요. 170, 180 나올 때도 있고 그럴 때면 막 가슴도 답답해지고요, 숨이 끝까지 잘 쉬어지지 않는 거 같은 느낌 있잖아요. 그러다 보면 막 숨이 막혀서 죽을 것 같은 생각이 드는데 도저히 안 되겠다 싶어서 몇 번 응급실에 갔던 적도 있어요. 응급실에 가서 재 보면 혈압이 막 200 이렇게 되는데 아무것도 안 해 주더라고요."

"근데 결국에는 도로 내려가지요?"

"글쎄, 모르겠어요. 나는 막 죽겠는데, 아무것도 안 해 줘요. 어떤 때는 막 손발이 오그라들고 입가가 저릿저릿하고 진짜 어떻게 될 것 같은 상황인데 의사들은 그냥 괜찮다고 신경질만 내더니 비닐봉지를 막 입에다가 뒤집어씌우더라고요. 그렇지 않아도 호흡을 못 하겠는데, 못 하겠다고 그러는데도 하라고 윽박지르고, 결국 나 죽는다고 막 난리를 치니까 신경안정젠지 주사를 놓았는데 그러다가 좀 괜찮아졌어요."

"혈압약을 드셔 보신 적은 없는 거죠?"

"글쎄, 혈압이 200이 되고 그러는데 혈압약은 안 주더라고요. 부모님이 다 혈압 때문에 돌아가셨는데."

"검사 같은 건 해 보신 적 없으세요?"

"혈압에 대해서요? 잘 모르겠어요. 그 병원에서 피검사도 하고 뭐 소변을 24시간 모으라고 해서 검사한 적도 있는데 하여튼 나중에 아무 이상 없다고만 하더라고요. 혈압을 그냥 놔두면 안 되겠다 싶어서 이리로 온 건데……."

"일단 불안해하지 마시고요."

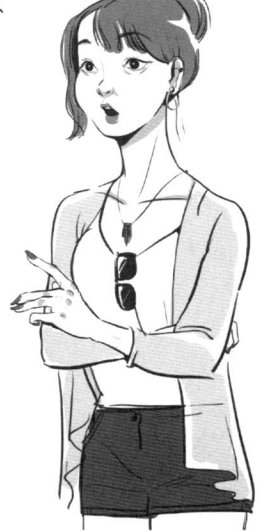

"저 불안하지 않아요. 그런 게 아니라 혈압을 치료해야 할 것 같아서 온 거예요."

불안하지 않다니? 그럼 응급실에 왜 갔을까? 의사는 '실은 불안하시잖아요.'라고 바로 쏘아붙이고 싶은 것을 참으며 조용히 말을 이어 갔다.

"우선 평상시의 혈압이 전혀 높지 않은 것이 사실이라면 당장 혈압강하제를 복용할 이유는 없습니다. 물론 말씀을 들어 보면 평상시 혈압이 꼭 괜찮은 것은 아니라서, 고혈압이 맞을 수 있으니 잘 파악해 보고 필요하면 약물치료를 해야 할 수도 있습니다만."

"아니, 혈압이 200까지 올라가는데 당장 치료를 안 한다고요?"

"네."

"아니, 뒷머리로 뭐가 콱 치밀어 오르고 하는데 그러다가 뇌출혈이 올 수도 있잖아요."

"그런 증상이 있다고 꼭 그리 쓰러지는 것은 아닙니다."

맞장구는 전혀 쳐주지 않고 계속 아니라고만 하니 환자는 약간 약이 오른 모양이었다. '내가 너무 깐족거리는 것일까.'라고 의사는 생각했지만 그냥 똑같이 조용하게 말을 이어 갔다.

"많은 분들이 생각하시는 것처럼 뒷머리로 뭐가 치밀어 오른다, 뒷골이 띵하다, 또는 머리가 아프다는 등의 증상은 혈압이 오르는 것과 실제로는 별 상관이 없고요, 뇌졸중과도 별로 상관이 없습니다."

"그럼 뇌졸중의 증상은 뭔가요?"

"뇌졸중의 '전조 증상'이란 것이 있기는 하지요. 뇌졸중 자체의 증상과 똑같은 증상이 일시적으로 생겼다가 사라지는 건데, 반신마비, 한쪽 눈이 잘 안 보이는 증상, 말을 제대로 못 하는 증상 등이 일시적으로 생기는 겁니다. 대개는 혈전으로 인하여 뇌혈관이 일시적으로 막혔다가 뚫린 경우이지요. 정확히는 뇌혈관이 막히는 '뇌경색'의 전조 증상이라고 보면 되는데, 반면 뇌출혈은 혈관이 터지면서 생기는 것이기 때문에 이렇게 잠시 생겼다가 사라지는 '전조 증상'이란 게 없습니다. 그냥 확 생기는 거지요. 그리고 뇌경색이라고 해서 반드시 전조 증상이 있는 것도 아니고요. 전체 뇌경색 중 일부만이 이런 전조 증상을 보이지요. 그리고 이 전조 증상을 의학 용어로 '일과성 뇌허혈'이라고 부르는데, 실질적으로는 뇌졸중이 발생한 것과 마찬가지로 취급하여 치료합니다. 말은 전조 증상이라고 하지만 실제론 뇌졸중이 온 거나 마찬가지라는 거죠."

"그럼 뇌졸중은 어떻게 미리 아나요?"

"기본적으로는 언제 어떻게 생길지를 정확히 예측한다는 것이 불가능합니다."

"아니, 그럼 어쩌란 말이에요?"

환자는 짜증이 극도에 달한 듯했다.

"자, 교통사고를 떠올려 보세요. 교통사고가 언제 어떻게 날지를 예측하는 것이 가능한가요? 불가능하지요? 하지만 전혀 모르는 것은 아닙니다. 그 사람이 과속, 난폭운전, 음주운전을 하는지, 신호 등 교통법규를 잘 지키는지, 피곤한 채로 졸음운전을 자주 하는지, 방어운전을 하는 습관이 잘 배어 있는지, 안전벨트를 매는지 아닌지, 이런 것들을 다 살펴보면 이 사람이 언제 어떻게 교통사고를 당할지는 몰라도 교통사고를 당한 후 다칠 위험이 높은지 낮은지는 알 수 있지 않습니까? 그리고 어떻게 하면 그 위험을 낮출지도 대개는 알고 있습니다. 아까 말한 안 좋은 운전 습관을 고치거나, 방어운전을 잘 하거나, 안전벨트를 꼭 착용하는 등 규칙을 잘 지키면 그만큼 사고가 나고 다칠 위험이 줄겠지요. 언제 어떻게 사고가 날지 예측하지 못한다고 해서 어떻게 해야 할지조차 모르는 건 아니지요."

환자는 약간 못마땅한 듯이 입을 한쪽으로 찌그러뜨린 채였지만 의사의 말에 귀를 기울이고는 있었다.

"사실은 혈압을 잘 조절하는 것도 같은 경우입니다. 고혈압 관리의 중요한 목적 중 하나가 뇌졸중 예방인데요. 뇌졸중의 원인에 고혈압만 있는 것도 아니어서 혈압 조절을 잘한다고 100퍼센트 예방이 되는 건 아니고, 또 고혈압 환자가 다 뇌졸중에 걸리란 법도 없지만, 고혈압을 그냥 방치하는 것과 잘 조절하는 것은 분명히 차이가 난다는 거지요. 뇌졸중이 생길지 안 생길지 또 언제 생길지 구체적으로 미리 예측할 수가 없다고 해서 고혈압을 조절하는 데 문제가 있는 것도 아니고요."

"하여튼 혈압이 200까지 막 올라가는 건 문제 아닌가요?"

"네, 그게 좋은 건 아니긴 하지만요. 혈압이 잠시 올라갔다고 해서 그것 때문에 뇌졸중이 생기는 건 아니라는 겁니다."

"그래요? 보통 다 그렇게들 알고 있는데. 혈압이 확 올라가면서 쓰러지는 걸로……."

"다른 비유를 해 보죠. 모래를 모아서 동그랗게 쌓아 놓고 막대기를 꽂아 놓은 다음에 둘이서 번갈아 모래를 떼어 내 막대를 쓰러뜨리는 사람이 지는 놀이 아시지요? 막판에 가면 아주 살짝 톡 건드리기만 해도 쓰러집니다. 그럼 그때 막대가 쓰러지는 원인이 단지 그 한 번 톡 건드린 것뿐이라고 얘기할 수 있을까요? 그렇지 않습니다. 그전에 한참 동안 야금야금 모래를 떼어 가서 버티기 어려울 정도로 되어 있는 상태이기 때문에 살짝 건드린 것에 넘어가는 것이죠. 그 이전 과정이 없었다면 살짝 건드린 것 가지고 쓰러지지는 않지요."

'오호!' 하는 표정을 지으며 환자는 마음을 조금 움직이는 듯했다.

"뇌졸중이 일어나게 되는 과정에도 비슷한 면이 있습니다. 혈관이 멀쩡한 상태에서는 잠시 혈압이 올라간다고 해서 뇌졸중이 발생하진 않습니다. 하지만 오랜 세월에 걸쳐 혈관에 동맥경화가 생겼거나 뭔가 구조적으로 조금씩 나빠졌다면 어떤 약한 부위에서 문제가 생기게 되는데요. 겉으론 뇌졸중이 갑자기 생기는 걸로 보이지만, 실상은 오랫동안 혈관 손상이 누적된 결과인 것이지요. 다만 그 과정에 별다른 증상이나 느낌이 없기 때문에 모르는 것일 뿐. 그래서 고혈압을 진단하고 치료할 때에 잠깐 동안의 높은 혈압을 문제 삼기 보다는 평균 수준이 얼마인지를 중시하는 것입니다."

의사는 잠시 말을 끊고 두어 번 눈을 깜빡거린 후에 다시 설명을 이어 갔다.

"역도 선수들이 역기를 머리 위로 들어 올릴 때요, 정말 젖 먹던 힘까지 다 모으지 않습니까? 그 순간의 혈압이 얼마 정도 될까요?"

환자는 잠시 생각을 하려고 했지만 마땅한 답이 떠오르지는 않는 모양이었다.

"수축기 혈압 기준으로 300 이상이 된다고 합니다. 순간 혈압이 엄청나게 높아질 거라는 건 짐작이 가지만 실제 측정을 해 보면 대단하지요. 그런데요, 그 높은 혈압에도 불구하고 역도 선수들이 역기를 들다가 뇌혈관이 터져서 뇌출혈로 죽었다는 얘기는 들어 본 적이 없습니다. 왜일까요?"

환자는 좀 전까지의 짜증은 잊어버리고 옛날 이야기에 빠져드는 어린아이 같은 멍한 모습이 되어 버렸다.

"그 혈압이 뇌혈관에 그대로 다 전달되는 것이 아니란 겁니다. 뇌에는 머리카락처럼 가는 혈관들도 많은데 그 높은 압력이 그대로 다 전달된다면 그냥 터져 버리겠지요. 사실 그렇게 된다면 세상 사람들 모두가 뇌출혈로 쓰러지겠지요. 하지만 실제론 그렇지 않고요, 높아진 혈압이 뇌혈관에 그대로 전달되지 않도록 하는 방어 기전이 있는 겁니다. 그래서 잠시 혈압이 올랐다고 해서 그때 뇌졸중이 생긴다고 보긴 어려운 거죠. 하지만 오랫동안 혈관 손상이 누적되어 상태가 나빠진 혈관이라면 좀 다를 수 있습니다."

"그럼 전 치료 안 해도 된다는 건가요?"

"혈압강하제를 당장 쓸 필요까진 없을 것 같다는 뜻입니다. 분명 괴롭고 문제가 있어 오신 건데 해결 방법을 생각해 봐야겠지요."

"비상약을 가지고 있다가 혈압이 오를 때 먹으면 어떨까요?"

"언뜻 생각하면 좋은 해결 방법일 것 같지만, 실제론 별 도움이 안 될 가능성이 많습니다. 저로서는 권하지 않는 방법이네요. 지금 대부분의 혈압강하제들은 먹자마자 바로 혈압 강하 효과가 나도록 만든 것이 아니라 서서히 효과가 나서 24시간 지속적으로 조절되게 하는 것을 목표로 만든 약들입니다. 먹는다고 해서 즉각적으로 혈압이 내려가지 않는 경우가 많지요. 또 예전에는 소위 속효성 제제라고 하여 바로 혈압 강하 효과가 드러나는 약들을 사용해 보기도 했습니다. 그것도 효과를 더 즉각적으로 내기 위하여 캡슐에 구멍을 뚫어 혀 밑에 넣고 바로 흡수되게 하는 방법으로요. 그런데 그런 방법이 정말 효과가 있다는 근거는 뚜렷하지 않은 반면, 오히려 혈압이 과도하게 떨어져서 부작용을 겪는 경우도 있고, 효과가 다소 예측 불가능한 데다가 한번 줘 버리면 효과가 과도하든 반대로 부족하든 쉽게 통제할 방법이 없기 때문에 별로 좋은 방법이라고 보지를 않는 겁니다. 정말로 혈압 강하가 즉각 필요한 경우라면 주사제 형태의 혈압강하제를 써야만 합니다. 효과도 확실하고 주사 결과가 나타나는 정도에 따라 주입량을 조절하면서 효과를 금방 늘릴 수도 줄일 수도 있기 때문에 바로바로 대처가 가능하니까요. 그런데 이런 주사제가 필요한 응급 상황은 그다지 흔치 않습니다. 보통 그냥 혈압이 높다는 이유만으로 그렇게 할 필요는 없고, 예를 든다면 고혈압으로 인해 대동맥이라는 큰 혈관이 찢어졌다든지 하는 긴급한 경우에 그렇게 해야 하죠. 하지만 그건 특별한 경우입니다. 그리고 지금 혈압이 올라갔으니 빨리 낮춰야 한다고 조바심을 태우고 안달하게 되면 불안해져서 혈압이 더 오르기도 하죠. 한마디로 혈압을 낮춰야겠다고 애쓰면 애쓸수록 자꾸만 일이 꼬이게 되는 결과가 됩니다."

"그럼 혈압이 높을 땐 어떻게 해야 하죠?"

"그냥 놔두세요."

"네? 정말로요?"

"정말 괜찮을까 싶으시죠? 네, 괜찮습니다. 대개는 혈압이 높아질 만한 이유가 있는 겁니다. 몸이 피곤하다든가, 어디가 아프다든가, 화가 났다든가, 다양한 이유가 있겠죠. 그리고 그게 환자분의 경우엔 불안감일 것 같네요."

"불안감요? 저 불안하지 않아요."

"불안하지 않은데 왜 응급실로 달려가셨지요?"

"글쎄, 그건……."

"불안하지 않고 그냥 괜찮을 거라고 생각했다면 그냥 잊어버리셨겠지요. 불안한 감정이 드는 것이 뭐가 잘못된 것은 아닙니다. 굳이 그걸 부정하실 필요는 없잖아요? 불안해하는 것을 인정하면 스스로 나약하다는 것을 인정하는 것 같으신가요? 아닙니다. 사람은 누구나 불안해할 수도 있는 것이죠. 그걸 부정하시면 해결의 실마리가 전혀 풀리지 않습니다."

환자는 입술을 깨물며 난감한 표정을 지었다.

"그럼 어떡하란 말이에요?"

"주식에 대해 좀 아시나요? 어떤 주식이 있는데, 모두가 다 이 주식은 값이 오를 거라고 믿고 있으면 어떻게 될까요? 모두가 믿으면 정말 오르게 됩니다. 왜냐고요? 사람들이 다 그 주식을 사려고 할 테니까요."

환자는 그리 눈치가 없는 사람은 아닌 듯, 의사가 말하려는 의도를 알아챈 모양이었다.

"그럼 제가 혈압이 오를 거라고 생각해서 혈압이 오른다는 말씀인가요?"

"네. 바로 그겁니다. 조금 더 구체적으로 얘기하면 '혈압이 오를까 봐 불안해서' 혈압이 정말로 올라가는 거지요. 사람 마음이 불안하고 초조할 때 혈압이 오르는 것은 당연히 일어나는 생리적 반응이거든요. 올라간 혈압을 보면 더 불안하겠죠? 그럼 그 불안감 때문에 혈압이 더 오르고, 또 재 보면 더 올라가 있으니 더 불안하고…….."

환자는 듣기만 해도 가슴이 답답해져 오는 기분인 모양이었다.

"바로 '악순환'이지요. 처음에는 아주 사소한 일로 혈압이 살짝 올랐는데 점점 이런 상황에 빠지면 결국 원래 원인이 뭐였는지는 별로 중요하지도 않아집니다. 그냥 그 불안감이 풀어질 때까지 계속 혈압이 높은 겁니다."

"하지만 그러다 보면 막 머리가 터질 것 같고, 얼굴이랑 손발이랑 막 저릿저릿하고 오그라드는 느낌이 드는데요?"

"과호흡 때문입니다. 결국 불안감 때문에 생기는 증상이에요. 그 증상은요, 무슨 뇌졸중 증상이거나 그런 게 아니고요, 불안감 때문에 호흡이 가빠지다 보면 생기는 증상이에요. 운동을 한 것도 아닌데 필요 이상으로 숨을 가쁘게 쉬다 보니 핏속에 이산화탄소 농도가 너무 낮아져 생기는 거죠. 지금이라도 환자분이 일부러 몇 분 정도 숨을 헐떡여 보면 그 증상들이 고스란히 재현될 겁니다."

"그럼 응급실 갔을 때 그 비닐봉지에 입 대고 호흡하라고 하는 게……?"

"네, 혈중 이산화탄소 농도를 정상으로 만들기 위해서 하는 거죠. 그렇지만 근본 원인이 되는 그 불안감이 가라앉아야만 문제가 해결

되겠지요."

환자는 허탈하다는 듯이 한숨을 폭 쉬면서 혼잣말처럼 중얼거렸다.

"지금까지 난 도대체 뭘 한 거지."

"혈압이 오르락내리락하는 데 휘둘리는 것은 이제 그만해야죠. 평균 혈압이 어느 정도인지 파악해서 높은 편이라면 혈압약을 복용하는 것으로 하고요. 그렇게 하면 평균치가 낮아지기 때문에 혈압이 왔다 갔다 변동하는 폭도 대개 좁아져 높은 수치가 나올 가능성도 줄어들게 되지요. 그리고 이미 검사를 어느 정도 하신 것 같긴 합니다만, 혈압이 갑자기 오르는 것이 혹시나 다른 병 때문인 것인지 한두 가지만 검사를 하도록 하고요."

"딴 병이 있을 수도 있나요?"

"별안간 혈압이 오르면서 맥박이 빨라지는 등의 증상이 반복된다면 몇 가지 내분비계 질환을 감별하기는 해야 합니다. 예를 들자면 갑상선기능항진증 같은 것도 있고, 지금의 경우와 아주 유사한 증상을 보일 수 있는 병으로 크롬친화성세포종이라는 병도 있고요."

낯선 병명의 등장에 환자는 미간을 찌푸렸다.

"아니, 또 걱정부터 하실 건 없고요. 확인을 위해서 하는 겁니다. 이미 검사를 하셨을 것 같기도 한데, 이건 다 혈액검사로 어렵지 않게 확인이 가능한 병이니까요."

"그 갑상선은 검사해서 정상이라고 했던 것 같아요. 근데 그 크롬…… 뭐라고요?"

"크롬친화성세포종이란 병은 물론 처음 들어 보셨지요? 아드레날린이라고 스트레스를 받을 때 나오는 호르몬을 마구 분비하는 종양인데요. 이 병에 걸리면 극도로 불안하거나 스트레스를 받았을 때 생기는 것과 비슷한 신체적 변화가 고스란히 나타나게 되지요. 혈압이 오르고, 맥박이 빨라지니 가슴이 막 뛰고 식은땀이 나거나 머리가 아프다거나……. 하지만 이건 희귀한 병입니다. 고혈압 전문가가 진료를 하다 보면 몇 년에 한 명 정도 만날까 말까 한 병이니까요. 환자분의 증상만으로 구별이 안 되니 확인을 해 보자는 것이지 가능성이 높은 건 아닙니다. 환자분의 경우라면 사실 거의 일주일에 한 명까지 만날 정도로 흔한 경우가 아닐까 싶습니다만……."

"제 병명이 도대체 뭔데요?"

"제가 보기엔 공황장애라고 생각되네요."

환자는 잠시 입을 굳게 다물고 생각에 빠지는 듯하였다.

'말로만 듣던 그 병, 내가?'

"그럼…… 정신적인 문제라는 말씀이세요?"

"그렇지요. 공황장애는 불안장애의 일종인데, 아까 말씀드린 것같이 악순환을 거듭해 증폭된 극도의 불안감을 못 견디고 응급실에 방문하게 되지요. 대체로 그 증상은…… 한마디로 환자분이 말씀하시는 증상들과 정확하게 일치합니다. 신체적인 병이 아니라 극도의 불안감에 동반되는 증상들인 것이지요."

"저는 그렇게 불안할 일도 스트레스를 받을 일도 없는데요."

"불안할 만한 일이 있어서 불안한 것이라면 문제겠습니까. 대개 공황장애의 그 발작적인 증상은 건강한 사람들도 누구나 겪을 수 있는 사소한 신체 증상에서 비롯되는 일이 많습니다. 보통 사람들 같으면 그냥 잊어버릴 정도의 대수롭지 않은 것들이지만 어떤 사람은 그걸 그냥 넘기지 못하고 점점 불안해하는 불안감의 악순환에 빠지게 되지요. 그중 드물지 않은 경우가 혈압 변동과 관련된 것입니다. 그러다 보니 고혈압을 많이 보는 의사라면 심심치 않게 공황장애 환자를 만나게 되는 것이죠."

"그럼 정신과로 가야 하나요?"

"글쎄요. 그럴 수도 있겠습니다만, 제가 그걸 극복할 수 있는데 도움이 될 지식을 확실히 드리지 않았습니까? 그걸 바탕 삼아 이성적으로 해결할 수 있다면, 예를 들어 혈압이 다소 오르락내리락하더라도 불안감에 사로잡히지 않고 차분하게 대처할 수 있다면, 그건 이미 스스로 문제를 해결한 셈이 되는 것이니 굳이 정신과 의사한테까지 갈 필요가 없을 수도 있겠고요. 이성적으론 다 알지만 감정적으로는 해결이 안 되는 상황이 반복된다면 정신과 선생님의 도움을 받으셔야 할 겁니다."

"그럼 혈압약은요?"

"혈압강하제 복용 여부는 공황장애와는 별도로, 평균 혈압을 조금 더 재 보고 판단하지요. 꼭 뭔가 몸이 이상할 때만 혈압을 재진 마시고요, 그냥 아침저녁으로 재고 많이 재서 한 2주일만 재 보고 판단하지요. 그리고 아까 말씀드린 한두 가지 검사를 오늘 해 놓고 가시면 그때쯤 결과를 다 보실 수 있을 겁니다."

"그럼 혈압 올라도 그냥 내버려 둬요?"

"네, 환자분에게는 대범한 대처가 필요합니다. 혈압이 순간 높게 나왔다면 '아, 내가 좀 힘들고 괴로운 상태구나.'라고 생각하시면 됩니다. 그 이상도 이하도 아니에요. 몸이 힘들면 몸을 쉬게 해 주시고, 마음이 힘들면 마음을 쉬게 해 줘야겠지요. 물론 후자의 경우가 훨씬 어렵습니다."

"어떻게 하면 마음을 쉬게 해 줄 수 있을까요?"

"제가 그걸 알면 부처님이게요? 종교를 하나 창시해서 사이비 교주 노릇이라도 하고 있겠죠?"

의사는 빙그레 미소를 지었다. 환자도 진료실에 들어온 뒤 처음으로 미소를 지었다. 그녀는 이제 이야기를 들을 만큼 들었다고 느꼈는지 이윽고 몸을 일으켰다. 돌아서서 나가려는 환자에게 의사가 문득 한마디 던졌다. 다 끝났나 싶은 순간 결정적인 한마디를 던지는 이 수법……. 그래, 이제 난 형사 콜롬보다.

"술 자주 드시지요? 술은 좀 덜 드실수록 도움이 될 텐데요."

환자는 나른하고 멍한 표정으로 돌아보더니 이내 쓸쓸한 웃음을 지으며 핸드백을 뒤적거려 명함을 꺼냈다.

"네, 제가 장사 때문에 술을 좀 많이 먹죠. 걱정해 주셔서 고맙습니다만 술을 안 먹을 수도 없고……. 선생님은 저희 가게 오실 일 없겠지만, 좋은 말씀을 많이 해 주셔서 제가 고맙기도 하고, 글쎄, 뭐 이런 말씀드리면 어떻게 생각하실진 모르겠는데 마치 친구 같은 느낌도 들고요. 나중에 그냥 차나 한잔 했으면 좋겠네요."

'환자를 만나는 것은 근무 시간에 진료실에서 뿐입니다.'

속으로 이렇게 생각했지만, 의사는 잠자코 명함을 받아 들었다. 명함에는 언뜻 보고는 무엇을 하는 곳인지 알기 어려운 애매한 상호와 가명이 아닐까 싶은 이름이 써 있었다.

"제가 아까 불안하지 않고 스트레스를 받을 일도 없다고 그랬는데, 생각해 보니 그게 아니네요. 인생 그 자체가 그냥 불안하기 짝이 없는 상황인데 그걸 인정하기 시작하면 더 엉망으로 무너질 것 같아서 그냥 계속 아니라고 외면하고 있었나 봐요."

환자는 갑자기 늙어 버린 듯한 기운 없는 모습으로 의사를 쳐다보았다. 의사는 그래도 밝은 미소를 지으며 명랑하게 끝인사를 했다.

"지금까진 무너지지 않으셨잖아요. 최소한 다음에 오실 때까진 쓰러지지 마시고요, 2주일 후에 뵙겠습니다. 그때 일은 또 그때 가서 생각해 보지요. 누가 그러는데, 내일은 내일의 태양이 뜬다면서요."

> **이번 이야기에서 배울 점**

고혈압의 증상은 무엇일까?

'혈압이 오르는 증상' 때문에 괴로워하는 환자들이 의외로 많다. 사람들이 흔히 고혈압 때문이라고 알고 있는 증상들은 뒷목이 뻐근하고 골이 띵하다, 머리가 아프다, 어지럽다, 얼굴이 붉어진다, 숨이 차다, 가슴이 답답하다 등등 다양하다. '혈액 순환이 잘 안 되는 증상'이라고 여겨지는 손발 저림 같은 것도 연관이 있다 생각하기도 한다. (손발 저림은 대개 말초신경의 장애와 연관이 있으며 실제 혈관이 좁아져서 생기는 증상이라고 보긴 어렵다.)

TV 드라마에서 중년 남자(대개는 주인공의 아버지 역할 정도)가 큰 충격을 받거나 분노에 부르르 떨다가 쓰러질 때 흔히 뒷목을 붙잡고 쓰러지는데, 아마도 이것이 대중들이 생각하는 뇌졸중의 전형적인 모습인 모양이다. 즉 혈압이 올라서 뒷목이 뻣뻣해지다가 순간적으로 뇌혈관이 터져 버린다는 것인데, 사람들의 생각과 달리 그 '혈압이 오르면서 뒷목이 뻐근하거나 치받쳐 오르는' 증상은 실제로 혈압 상승과 별 상관이 없으며 뇌졸중의 전조 증상도 아니다.

반대로, 그런 증상이 없다고 해서 혈압이 꼭 괜찮다고 보기도 어렵다. 위에 열거한 다른 증상들도 마찬가지여서 딱히 고혈압이든 뇌졸중이든 연관이 있다고 보기는 어렵다.

그럼 고혈압의 증상은 무엇일까? '없다.' 이것이 의학적으로 정확한 답이다. 예를 들어 두통을 보자. 우리나라뿐만 아니라 서구권에서도 두통과 혈압이 관련되어 있다는 통념이 있다. 일부 연구를 보면 고혈압 환자에게 두통이 더 빈번하다는 결과도 있기 때문에 언뜻 보면 정말 그런가 싶지만, 정교하게 잘 설계된 연구 결과들을 살펴보면 사실은 그렇지 않다는 것을 알 수 있다. 여러 연구들을 종합해 보면 결론은 다음과 같다. '고혈압임을 스스로 인지하고 있는 사람들은 정상 혈압인 사람들보다 두통의 빈도가 높은 반면, 실제 혈압은 높으나 스스로 고혈압임을 인지하지 못하고 있는 사람들의 두통 빈도는 정상 혈압인 사람들과 다르지 않다.' 이것은 무엇을 의미하는 것일까. 이는 고혈압과 두통이 실제로는 연관이 없으나 고혈압이라는 병을 가지고 있다는 것이 '두통이 자주 생기는 것처럼' 느끼게 만든다고 해석해야 할 것이다.

이것은 학술 용어로 표현하면 일종의 '회상 비뚤림 recall bias'이라고 할 수 있겠다. 두통이 얼마나 자주 있는지를 파악하는 것은 환자의 기억에 의존할 수밖에 없는데, 고혈압인 사람들은 두통이 있는 것을 혈압과 연관 지어 조금 심각하게 생각하는 경향이 있어 더 많이 기억하는 반면, 정상 혈압인 사람들은 사소한 두통 정도는 그냥 있을 수도 있는 일로 여기며 기억에서 쉽게 지워 버리기 때문에 빈도가 차이 나는 것처럼 보이게 되는 것이다. 24시간 활동혈압으로 하루 동안의 혈압을 계속 측정해 가면서 두통과의 연관성을 본 연구 결과에서도 두통이 있는 환자나 그렇지 않은 환자나 평균 혈압이 큰 차이가 없을 뿐만 아니라, 막상 두통이 있는 시점의 혈압도 그 앞뒤 시점과 비교했을 때 특별히 높지 않다는 것이 밝혀져 있다.

혈압이 오르는 것을 느낄 수 있다?

각종 증상을 두고 '혈압이 오르는 것 같다.'는 느낌을 받아 자기의 혈압이 변하는 것을 알 수 있다고 생각하는 사람들도 꽤 있다. 그런데 그런 '상식'을 허무하게 뒤집어엎는 연구가 있다. 이 연구에서 사람들은 두통, 어지럼증, 화끈거림, 숨이 참, 피곤함, 눈이 침침함 등의 증상을 '혈압이 오르는 증상'으로 지목하였는데, 스스로 '혈압이 오른다.'라고 느꼈을 때의 혈압과 평상시 혈압을 측정해서 비교해 보니 실제로는 별 관계가 없었다. 증상이 있을 때가 평상시보다 혈압이 높은 경우, 평상시보다 혈압이 오히려 낮은 경우, 평상시와 혈압이 비슷한 경우가 들쭉날쭉 섞여 있어서 혈압 오르는 것을 안다는 주장은 실제로는 전혀 근거 없는 셈이라는 결과가 도출되었다. 결국 증상으로 '혈압이 오르는 것을 안다.'라고 말한 사람들은 사실 편견에 사로잡혀 착각을 하는 경우이기 쉽다는 뜻이다.

또 하나 중요한 점은 혈압이 오르는 것을 알 수 있다고 대답한 사람들은 각종 몸이 불편한 증상의 빈도가 높았다는 것이다. 환자들에게 증상으로 혈압이 오르는 것을 알기는 어렵다고 지적하면, 절대 그렇지 않다며 자신이 다 경험해 봐서 안다고 반발하는 분이 적지 않다. 이렇게 증상과 혈압을 자꾸 연결 지어 생각하다 보면 불안감이 증폭되어 쓸데없는 괴로움만 커지는 일이 많기 때문에 증상과 혈압 문제는 별개 문제로 떼어 놓고 생각하는 것이 현명하다고 본다.

이렇게 고혈압과 각종 증상들을 연관 짓기 시작하면 나중에는 삶의 질이 떨어지는 데 이르기도 한다. 고혈압 환자들에게 설문지를 통해 삶의 질을 측정한 어느 연구를 보면 고혈압 환자들이 정상 혈압인 사람들에 비해 삶의 질이 다소 떨어지는 경향을 보인다고 한다. 이것은 역시 자신이 고혈압임을 인지하고 있는 경우에만 그러하며, 혈압이 높으나 자신이 고혈압이라고 인지하지 못하고 있는 사람들은 정상 혈압인 사람들과 삶의 질에서 큰 차이가 없었다.

이러한 현상을 사회과학 계열에서는 '라벨링 효과labeling effect'라고 부르기도 한다. 즉 '환자'라는 딱지가 붙은 것 때문에 사람의 행동과 생각이 영향을 받게 된다는 것이다. '나는 고혈압이라는 병을 가진 환자다.'라는 생각에 압도되다 보면 보통 사람들은 그냥 '오늘 몸이 좀 안 좋네. 피곤해서 그런가.' 하는 정도로 가볍게 넘길 수 있는 증상에 필요 이상의 큰 의미를 부여하고 불안감을 느끼며 스스로 건강하지 못하다고 생각하게 되면서 그로 인해 괴로움을 겪게 된다는 것이다.

불안감은 혈압 상승을 부른다

불안감은 생리적으로 혈압 상승을 일으키기 쉽기 때문에 서로 상승작용이 일어나기도 한다. 불안해서 혈압이 높아지고, 높은 혈압을 보고 더 불안해지고, 그로 인해 혈압은 더 상승하는 악순환에 빠지게 되는 것이다. 원래 불안증의 성향을 가진 사람이 이런 악순환 끝에 극도의 공포감에 빠져 응급실로 달려오는 일이 드물지 않게 발생한다. 이런 일이 자꾸만 되풀이된다면 공황장애라는 정신과적 진단을 붙여도 크게 손색없는 상황이 된다.

공황장애는 불안장애가 가장 극적으로 발현하는 한 형태로서, 정신적인 문제이기는 하지만 큰 폭의 혈압 상승을 동반하는 경우가 많으므로 정신의학과 의사보다 내과 의사에게 먼저 오게 되는 일이 흔히 있는데 앞서 등장한 환자의 예와 같은 경우이다.

혈압이라는 것이 공황장애를 일으키는 요인으로 자주 등장하기는 하나, 물론 그렇다고 해서 고혈압 환자들이 다 공황장애에 빠지는 것은 아닐 것이다. 하지만 그 정도는 아니어도 많은 고혈압 환자들이 애매한 증상 때문에 필요 이상으로 불안해하며 고통을 겪는 경우가 드물지 않다. 이는 참 안타까운 일이다. 조금만 지식을 갖춘다면 충분히 이성적으로 극복해 낼 수 있는 문제이기 때문이다.

증상이 있다고 하여 특별히 고혈압의 예후가 나쁜 것도 아니며, 반대로 증상이 없다고 하여 고혈압을 그냥 놔두는 것이 괜찮은 것도 아니다. 실상은 일련의 증상들이 고혈압에 의한 것이건 아니건 그렇게까지 고민할 이유도 없다. 지금까지 누누이 강조했듯 고혈압의 치료는 증상이 아니라 평균 혈압에 따르는 것이고, 만약 그 증상이 정말 높은 혈압 때문이라면 약물치료를 하든 뭘 하든 혈압 조절을 잘하면 사라질 것이니 문제가 자연스레 해결될 것이다.

반대로 혈압 조절을 잘하고 있는데도 증상이 계속된다면 그것은 그 증상이 높은 혈압과 하등 관계가 없다는 반증이 된다.

| **명장면 다시 보기** | 고혈압은 별 증상이 없다. 실제로는 혈압과 관계도 없는 증상으로 인해 불안감에 휘둘리다 보면 인생 꼬이고 피곤해진다. 뒷목 뻐근하다고 뇌졸중 오는 것 아니니, 너무 쫄지 말자!

라 이 브 진 료 실 : 고혈압 편

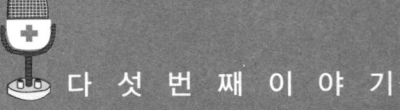 다섯 번째 이야기

> 이건 사실 대학을
> 어디 갈 거냐는 것
> 못지않게
> 평생을 좌우할 결정이에요.

> 20세 남자

벌써 혈압약을 먹어야 하다니!

 어느 여름날 아침, 진료실 창으로 내다보이는 하늘은 구름 한 점 없이 상쾌해 보였지만, 실제로는 뜨거운 햇볕이 아스팔트를 서서히 달구기 시작하고 있었다. 그와는 달리 비현실적으로 차가운 에어컨 바람에 의사는 자기도 모르게 몸을 슬쩍 움츠렸다.
 "선생님, 추우세요? 에어컨 좀 줄여 드릴까요? 추위 많이 타시나 봐요?"
 "인선 씨도 이 나이 돼 봐. 뼛골이 다 시리지. 온도 조금만 올려 줄래요?"
 인선 씨라고 불린 간호조무사는 어디서인지는 몰라도 만화에서 튀어나온 것 같은 느낌의 장난기 충만한 표정을 가진 명랑한 아가씨였다. 작은 눈을 깜빡거리다 느닷없이 악동처럼 씩 웃을 때면 치열 교정기가 번뜩거렸고, 이리저리 눈알을 굴리며 뭐 재미있는 거 없나 하는 듯한 표정을 지을 때면 '나, 4차원' 하는 것 같은 모습이었다.

'나처럼 좀 우울하고 지루한 성격의 사람은 저런 명랑하고 밝은 사람을 쳐다보는 것만 해도 인생의 큰 즐거움이지.'

의사는 잠시 두서없는 생각 속에 빠져들었다.

"날씨는 덥지만 힘내세요! 금요일이잖아요!"

소란스럽게 조잘대는 인선 씨의 수다에 퍼뜩 정신을 차린 의사는 진료실을 들어서는 두 남녀를 관찰하기 시작했다. 앞서서 들어오는 20대 초반의 젊은 남자, 각지고 네모난 얼굴이지만 이목구비는 부드러운 인상을 주고 살집이 조금 있어 통통한 느낌이 있는데 표정은 떨떠름하다. 쉰 전후로 보이는 여자, 얼굴 윤곽과 전체적인 인상이 남자의 어머니임을 한눈에 알아볼 수 있을 정도로 닮았는데 걱정스런 표정에 공격적인 성격이 묻어 나온다. 극성파 아주머니다! 그렇다면 둘 중에 환자는? 남자 쪽이다. 어머니가 아들을 데려온 것이다. 아들이 의자에 앉고 어머니는 곁에서 불안하게 서성거리는 것을 의사가 다른 의자를 권해 주저앉혔다.

"어떻게 오셨습니까?"

환자는 아들 쪽이지만 말문은 어머니가 먼저 열 것만 같아 의사는 양쪽을 번갈아 쳐다보며 물었다. 예상대로 아들은 어머니를 힐끗 쳐다봤고 어머니가 먼저 이야기를 시작했다.

"애가요, 혈압이 높아서요."

고작 스무 살 나이에 고혈압이라. 매일같이 볼 수 있는 일은 아니지만 꼭 드문 일은 아니다. 물론 부모 입장에서는 걱정스러울 수밖에 없다.

"어떻게 혈압이 높은 것을 알게 되셨습니까?"

"군대 신검을 하다가 고혈압이라고 들었는데요, 별로 안 재 봐서 잘 몰랐지만 생각해 보니 고등학교 때도 혈압을 재면 좀 높게 나왔던 것 같아요. 그냥 무심하게 지냈는데 신검하러 가서 재 보니 180이 나와 가지고, 깜짝 놀라서요. 전자혈압계 가지고 집에서 재 보니 그렇게까지 높진 않은데, 보통 위 혈압 150이나 160쯤에 아래 혈압은 90에서 100 정도가 나오는 것 같아요. 그래서 딴 병원에서 이런저런 검사를 했거든요. 병사용 진단서 쓰려면 24시간 혈압 검사도 해야 한다고 해서 그것도 하고요. 근데 원인은 못 찾는대요. 그리고 약 먹어야 된다고 그러는데, 지금 나이가 스무 살인데 어떻게 혈압약을 먹어요? 그것도 한번 먹으면 평생 먹어야 한다는데. 그리고 애 아빠랑 저랑 다 혈압이 높아요. 그래서 저희는 둘 다 약을 먹고 있긴 한데, 어떻게 해야 하나 싶어서……."

환자의 어머니가 거의 숨도 쉬지 않고 말을 쏟아 놓는 통에 의사는 말을 끊고 끼어들 틈을 찾을 수가 없었다. 곁눈질로 힐끗 살펴본 환자의 얼굴은 또 시작이라는 듯 못마땅한 표정으로 살짝 일그러져 있었다.

"손에 들고 계신 봉투가 검사 결과인가요? 어디 한번 보지요."

의사는 두툼한 서류 뭉치를 뒤적거리기 시작했다. 키는 182cm에 몸무게 79kg, 기본적인 검사들 외에도 어지럽게 많은 검사 결과들이 있었다. 갑상선기능 검사, 알도스테론aldosterone, 레닌renin, 미세 단백뇨, 24시간 소변 메타네프린metanephrine, 혈장 메타네프린, 혈청 코티솔cortisol, 부갑상선 자극 호르몬, 거기다 심장 초음파, 복부 CT에 콩팥혈관 CT 조영술까지……. 일반인들에게는 무슨 고대 이집트의 상형문자처럼 보일 어지러운 검사 수치들과 판독 소견들을 죽 훑어 내려간 의사의 눈이 한곳에 조금 길게 머물렀다. 거기에는 24시간 활동혈압의 결과가 있었는데 오르락내리락하는 혈압의 복잡스러운 그래프 끝에 결과 요약이 나와 있었다.

24시간 평균: 148.5mmHg/98.3mmHg

주간 평균: 155.0mmHg/101.7mmHg

야간 평균: 138.8mmHg/92.4mmHg

의사는 서류 뭉치를 내려놓았다. 환자는 빨리 이 자리를 벗어났으면 하는 짜증스러운 얼굴로 애꿎은 벽과 천장을 번갈아 가면서 보고 있었고, 환자의 어머니는 다 봤으면 빨리 무슨 말을 해 줘야 할 것 아니냐는 듯 채근하는 표정을 지으며 몸을 앞으로 내밀었다. 의사가 입을 열었다.

"들으셨던 말씀이 다 맞습니다. 원인을 딱히 찾을 수가 없는 본태성 고혈압이라고 봐야 할 것 같고, 24시간 활동혈압까지 쟀으니 평균치는 비교적 확실히 파악한 셈인데, 평균 혈압 수준은 분명 높긴 높네요."

"아니, 혈압이 높은 게 무슨 원인이 있긴 있을 거 아녜요? 그럼 이제 평생 약을 먹어야 한단 말인가요? 아휴, 이걸 어째……."

"여기 결과가 있는 이 많은 복잡한 검사들 거의 모두가 원인을 밝힐 수 있는 고혈압인지를 확인하기 위해서 한 거라고 보시면 됩니다. 근데 결론적으로 볼 땐 아무것도 걸리는 것이 없네요. 이 정도면 거의 좀 과하다 싶을 정도로 검사를 자세히 한 셈인데, 이렇게 해서 원인을 찾지 못할 정도라면 본태성 고혈압은 맞습니다."

"그럼 유전이란 얘기인가요?"

"본태성 고혈압이란 말이 좀 어폐가 있긴 하죠. 원인이 없다는 것이 아니라 매우 여러 가지의 요인들이 복합적으로 작용하고 그들 중 상당 부분은 타고난 유전적 소인으로 인한 것이기 때문에 다 밝혀내기도 어렵고, 밝혀내 봐야 근본적으로 교정할 수 있는 것이 아니기 때문에 실질적으론 고혈압을 완치하는 것이 불가능하다는 겁니다. 예를 들어 어떤 사람은 염분에 매우 민감한 사람이어서 염분 섭취가 조금만 늘어나면 그걸 콩팥이 충분히 내보내지 않고 붙잡아 두는 체질이라 체액량이 증가하면서 혈압이 높아질 수도 있죠. 또 우리 몸 안에는 혈압과 관련된 여러 가지 호르몬들이 있고 그것들의 분비는 아주 정교하게 조절이 되고 있는데요, 어떤 이유로 혈압이 높아지면 혈압을 높이는 작용을 하는 호르몬 분비가 줄어들게끔 된다든지 하는 식으로 일정한 정도의 혈압을 유지하게 되어 있습니다만, 유전적 소인으로 인해 그게 좀 높게 세팅이 되어 있는 사람도 있습니다. 그러면 나이를 먹으면서 점점 혈압이 높아지죠. 이런 식으로 근본적인 교정이 어려운 체질적 요인들이 다양하게 관여하는데, 유전과 관련은 있지만 하나의 유전자만 관련된 것이 아니어서 꼭 규칙적으로 유전이 되는 것은 아닙니다. 부모 형제 중 고혈압이 하나도 없는데 고혈압이 되기도 하고, 부모가 다 고혈압이라고 해도 자식이 꼭 고혈압이 되는 것은 아니고, 그렇지요."

"근데 저희는 부모가 다 고혈압이라······."

"네, 그렇게 되면 아무래도 좀 더 확률이 높아지긴 합니다. 하지만 지금 그걸 가지고 고민해 봐야 실질적으로 달라질 것은 없죠. 이 혈압을 어떻게 조절해야 할 것인지를 고민해야 하는 상황입니다. 참, 한 가지만 더 확인할게요. 최근 먹고 있는 약이 있나요?"

"아뇨, 특별한 거 없어요."

"보약이나 건강식품 등 다 포함해서, 정말로 아무것도 없나요?"

"네, 없어요. 그런 게 무슨 상관이 있을 수도 있나요?"

"관련이 있을 수도 있지요. 예를 들어 한약에 자주 들어가는 감초가 혈압을 올리는 수도 있거든요. 그것 말고도 혈압을 올릴 수 있는 약재들이 다양하게 있기 때문에 확인하려는 겁니다."

"네, 그런 건 전혀 없어요."

"지금 대학생이지요? 최근 생활환경이 바뀌었습니까? 예를 들어 스트레스를 더 받고 있다든지."

"아뇨, 특별히 그런 것도 없어요. 스트레스를 받아서 혈압이 올라갈 수도 있나요?"

"네, 당연히 그렇죠. 하지만 잠시 스트레스를 받았다고 이렇게 지속적으로 혈압이 높은 것은 보통 아니고요. 만성적으로 받다 보면 정말로 평균치가 올라가는 일은 있을 수가 있죠. 그 정도 차이가 나려면 대개 생활이 전체적으로 크게 달라지든지 해야 합니다."

"그렇진 않은 것 같아요."

의사는 환자의 어머니 쪽을 향해 집게손가락을 세워 들었다. '잠깐만!'이라고 말하는 듯했다. 환자의 어머니가 잠시 입을 다물자 의사는 다리를 탈탈 떨면서 계속 딴청을 부리고 있는 환자 쪽으로 얼굴을 내밀었다.

"이런 건 어머니가 아니라, 본인이 좀 얘기해 줘도 좋지 않을까요?"

"그런 건 없어요."

도수가 조금 높아 보이는 안경을 쓰고 있어 모범생처럼 보이는 환자는 느닷없는 의사의 질문에 움찔하는 것 같았지만, 귀찮다는 듯이 한마디를 던지고 잠깐 멈췄던 다리 떨기에 시동을 다시 걸었다.

"이 정도 상황이면 사실 더 할 수 있는 검사는 없습니다. 앞으로 어떻게 할지 대책을 생각해 봐야죠."

"그럼 결국 약을 먹어야 한단 얘긴가요? 어휴, 나이가 스무 살인데 지금부터 약을 먹으면 어떡해요? 큰일났네."

"정작 본인은 별 관심 없는 것 같네요? 어떻게 생각해요?"

환자는 어쩔 수 없이 의사를 쳐다봤지만, 생각하고 싶지도 않고 아무 생각도 없다는 표정이었다.

"글쎄요, 뭐…….."

"이렇게 젊은데 어떻게 약을 먹어! 우선 운동도 해 보고 살도 좀 빼 보고 해 봐!"

환자의 어머니는 안타까워 죽겠다는 듯이 성화를 했지만, 환자의 얼굴에는 지겨운 잔소리라는 짜증이 스쳐 지나가는 듯하였다.

"운동은 안 하나요?"

"사실 얘가 좀 하긴 해요. 걷기 운동이 혈압에 좋다고 그래서 계속 자주 시키고 있거든요. 요샌 일주일에 서너 번 이상은 하고요. 싱겁게 먹는 것도 최대한 하고 있고……."

"체중상 그리 비만은 아닌데요? 체중 조절이 혈압에 영향을 줄 정도는 아닐 것 같아요. 혹시 최근에 체중이 많이 늘었나요?"

의사는 의도적으로 환자 쪽을 열심히 보면서 말을 붙였다.

'난 내과 의사라고, 소아과 의사가 아니고. 환자 보호자가 아니라 네가 어떻게 생각하는지 직접 좀 들어 보자, 제발.'

"아뇨."

대답은 아주 짧고 간단하였다.

"혹시 술 많이 먹어요?"

"어휴, 아녜요, 무슨……."

어머니가 또 끼어들자 의사는 어쩔 수 없이 얼굴을 좀 찌푸리며 손을 들어 환자의 어머니를 제지하였다.

"이 친구도 성인이에요. 직접 얘기하게 놔두시죠."

환자의 어머니는 머쓱한 표정으로 물러섰다.

"자아!"

의사는 외면하기 어려울 부드러운 미소를 띠며 환자와 눈을 맞추었다.

"술요, 가끔 먹어요. 많이는 아니고요."

"네, 그래요. 지금 들어 봐서는 약을 복용하는 것 말고는 혈압을 확실하게 내릴 방법이 별로 없는 듯하네요. 운동, 저염식, 절주, 체중 조절, 다 할 만큼 하는 셈인데. 약을 좀 먹어 보면 어떨까요."

"먹다가 끊어도 되나요?"

"약은 본인이 먹는 거예요. 본인 건강을 위해서. 부모님을 위해 먹는 것도 아니고, 의사인 나를 위해서 먹는 건 더군다나 아니고. 본인이 먹기 싫으면 안 먹어도 돼요. 먹다가 끊고 싶으면 끊어도 그만이죠, 뭐."

환자는 무슨 소리냐는 표정을 지으며 처음으로 의사의 얼굴을 제대로 들여다보기 시작했다.

"20대 젊은 나이에 혈압이 높은 게 아주 흔한 일은 아니어도, 그렇다고 매우 드문 일까지는 아닙니다. 20대 고혈압 환자, 저는 일주일에 한 명 이상은 만나는 것 같네요. 이렇게 젊은 사람들은 그 나이에 벌써부터 혈압약을 먹으라는 것이 실감 나지 않나 보더라구요. '먹기 싫다.'고 하기 이전에 이게 뭘 의미하는 건지 아무 느낌이 없을 정도랄까요? 이제 혈압약을 평생 먹어야 한다고 현실적으로 생각을 해 보면 거의 100퍼센트가 거부감을 가지게 되고요. 이건 사실 대학을 어디 갈 거냐는 것 못지않게 평생을 좌우할 결정이에요. 약을 먹지 않고 그냥 놔둔다면 어떨지 한번 잘 따져 봐야 합니다. 저는 제 말 안 들으면 큰일 난다는 식으로 환자를 협박하는 걸 정말로 싫어하는 사람이에요. 그렇지만 그렇게 들릴 수도 있을 말을 할 수밖에 없네요."

의사는 잠시 말을 끊고 환자와 다시 눈을 맞추었다. 다행히도 환자는 의사의 말에 집중하고 있는 것 같았다. 의사는 최대한 상냥한 미소를 지으며 말을 이어 갔다.

"지금 혈압이 높은 것은 분명하지만, 이 젊은 나이에 한동안 혈압 조절을 안 한다고 해서 무슨 일이 벌어지진 않아요. 1년, 2년, 아니 한 10년이나 20년쯤 그냥 놔두어도 아무 일 없을 가능성이 많습니다. 그런데 지금대로 해서 시간이 한참 흐르면, 예를 들어 20년 정도 경과한 후에 어떤 상황이 벌어질까요? 그때가 되면 지금과 상황이 같지가 않아요. 혈압이 더 심해져 있을 수도 있고, 혈관 손상이 누적된 상태여서 그때부터 문제가 시작될 수가 있죠. 나이는 40대인데, 혈관의 나이는 60, 70대와 비슷한 상태라든지, 이런 식이 될 가능성이 높아요. 그럼 그때부터 약을 먹으면 되는가? 계속 그냥 놔두는 것보다는 낫겠지만 지나간 세월을 돌이킬 순 없어요. 혈압약을 먹는다고 해서 지난 20년 세월이 거꾸로 흘러 망가진 혈관이 깨끗해질 수는 없는 일이거든요. 결국 합병증이 생기고 수명도 짧아집니다. 천수를 누리지 못하는 거예요. 인생이란 게 한 번뿐이라 어떻게 되나 보자 하고 실험을 해 볼 수가 없어요. 이건 틀렸다고 첨으로 돌아가서 다시 살 수는 없거든요. 결국 매 순간마다 결정을 잘 내려야 하고 그 결정 하나 하나가 인생을 바꾸게 됩니다."

환자는 의사의 말을 귀 기울여 듣고는 있지만 여전히 실감은 나지 않는 듯했다.

"글쎄, 그 천수라는 게 뭔지 모르겠지만요, 운명이란 게 있을 수도 있죠. 하지만 뭔가 방법이 있을 것도 같은 상황인데 그냥 놔두고 될 대로 되라고 하긴 좀 문제가 있지요. 약을 평생 먹으라고 하면 끔찍하게 들릴지 모르겠지만, 실제론 그렇게까진 아녜요. 생각하기 나름이고 습관이 되면 또 그냥 그런 거죠. 눈이 나빠서 안경을 썼잖아요? 안경 쓰는 게 편치는 않지만 또 습관되면 그럭저럭 나쁜 것도 아니죠? 안경을 쓴다고 해서 크게 마음에 부담을 가질 건 없겠죠. 그저, 필요하면 쓰는 거 아닙니까? 혈압약도 그렇죠, 뭐."

환자는 난처한 표정으로 듣고 있었다. 하여튼 이 자리를 얼른 벗어났으면 싶은 모양이었다. 그러더니 갑자기 환자의 눈이 스위치 올린 전구처럼 반짝 빛났다. 뭔가 떠오른 생각이 있었던 모양이었다.

"저기요, 그럼 농구해도 돼요?"

뜻밖의 질문에 의사는 잠시 주춤했다. 다음 순간 의사의 머릿속에 휘리릭 그림이 그려지고 있었다.

"농구? 농구 좋아해요? 좋지. 아무 문제없어. 하세요, 맘껏!"

의사는 말을 마치자마자 그럴 줄 알았다는 듯이 어머니 쪽으로 휙 돌아보며, 말을 꺼내려는 그녀보다 한발 빠르게 말을 시작했다.

"걷기 운동 시키신다고요? 그거 그만 두시고요. 그냥 하고 싶은 운동 맘대로 하라고 하세요."

"아니, 그렇게 운동 막 해도 되나요? 혈압 오르면 어떡해요? 혈압엔 걷기 운동이 좋다던데?"

"농구 아니라 격투기 해도 괜찮으니까 걱정 붙들어 매시고요. 지금부터 혈압약 써서 혈압 조절 잘하면 되죠. 무슨 운동을 하든지 지금 문제가 있을 상황은 아니고요. 뭐가 됐든 운동을 꾸준히 하는 건 적극 권장합니다. 본인이 좋아하는 걸 해야 즐겁게 할 수 있는 거 아니겠습니까. 하고 싶은 거 맘대로 하라고 하세요. 그리고 걷기 운동은 어머님 본인이 하시죠, 뭐."

이 의사가 애를 잡으려고 하는가 하는 표정으로 항의라도 할 작정이었던 환자의 어머니는 불의의 일격을 당한 듯 당황하며 말을 잇지 못했다.

"우리의 목표는요, 혈압을 잘 조절하면서 고혈압을 꽉 잡고 사는 거지, 혈압에 매여서 이것도 못 하고 저것도 못 하는 삶을 사는 게 아니지 않습니까? 혈압강하제 써서 혈압 조절 잘하면 운동 좀 격렬히 한다고 해서 혈압이 올라 문제될 정도의 상황은 벌어지지 않을 거예요. 또 그렇게 안심하고 살아가기 위해서 혈압약을 먹는 것이기도 하고요."

의사는 때를 놓치지 않고 최후의 일격을 가해 두 사람을 내쫓았다.

"자, 약을 처방해 드리겠습니다. 하루에 한 알, 식전이든 식후든 상관없으니 가장 편한 시간에 먹도록 습관을 들이고, 당분간 혈압 자주 재 보세요. 그래야 약 효과를 아니까. 한 달 후에 뵙겠습니다."

어머니는 마지못해 밀려 나가듯 심란한 표정이었지만, 환자의 표정은 진료실에 들어올 때와는 딴판으로 환하게 밝아져 의기양양한 표정이었다.

"아, 선생님, 저렇게 젊은 나이에 혈압이 높을 수도 있네요?"

인선 씨가 장난스런 표정으로 의사의 얼굴을 들여다보며 조잘거렸다. 의사는 눈알을 이리저리 굴리는 만화 캐릭터 같은 그녀의 장난스런 표정에 웃음이 나오는 것을 참으며 엄숙한 척 대꾸하였다.

"다음 환자 들여보내지 않고 뭐해?"

"헤헤, 선생님, 그거야 제가 오죽 잘 알아서 해요? 불금이라 그런지 환자들이 안 오네요. 잠시 끊겼어요."

의사는 자리를 고쳐 앉으며 씩 웃어 주었다.

"20대 아니라 심지어 10대에 혈압이 높은 경우도 그렇게까지 드물진 않아요. 물론 흔하지도 않지만."

"그렇구나, 근데 전 혈압이 너무 낮아요. 어떤 땐 80, 90밖에 안 되는데? 괜찮은가?"

"허, 인선 씨는 아직 서당 개 노릇 3년이 안 되어서 풍월을 못 읊는구나. 혈압 낮은 거 가지고 고민할 거 없어요. 건강에 하나도 나쁜 게 없거든."

"근데 왜 저혈압이 더 위험하다고 그래요?"

"하하, 난, 그런 얘기한 적 없어. 사람들이 그런 얘기들을 하는 거지. 고혈압은 얼마 이상이면 병으로 간주하자는 기준이라도 있지, 저혈압은 그런 기준도 없어. 고혈압을 조절하지 않고 놔두면 심혈관 합병증이 더 잘 생긴다는 게 확실하지만, 저혈압은 그냥 놔둔다고 어떻게 되는 거 아니거든. 오히려 앞으로 고혈압이 될 가능성이 상대적으로 더 낮은 편이니 오히려 더 좋다고도 할 수 있고. 저혈압이 위험하다는 말은 실은 전혀 근거 없는 얘긴데, 글쎄 왜 그런 말이 나도는지는 모르겠지만…… 혹시 좀 와전된 것일지도 모르지. 무슨 원인이 되었건 생명이 위태로운 상황이 되면 혈압이 떨어지거든. 예를 들어 출혈이 심하다든지, 심장 기능이 심하게 떨어졌다든지 하면 혈압이 낮아진다고. 그래서 저혈압이 위험하다는 말이 나온 건지는 모르겠지만, 이런 건 평상시에 혈압이 낮다는 거 하고는 완전히 다른 얘기겠지?"

"하긴요. 전 뭐 혈압이 낮다고 어지럽고 그런 것도 없고, 너무 멀쩡하긴 해요. 좀 연약하게 어지럽다고 하고, 쓰러질 것 같고 하늘하늘한 거, 청순가련 그런 거 좋은데, 어떻게 된 게 너무 튼튼하다니까요."

"인선 씨는 순정 만화 아니거든, 명랑 만화야. 장르가."

썰렁한 농담이 뭐가 그렇게 웃긴지, 그녀의 까르르하는 웃음소리가 진료실에 경쾌하게 울려 퍼졌다.

· · ·

한 달 뒤, 진료실에 나타난 것은 환자의 어머니 혼자였다.

"어머님만 오셨네요?"

"네, 애가 학교 가느라고. 나중에 방학하면 오죠, 뭐. 근데 혈압은 좋은 거 같아요."

"혈압을 좀 재 봤나요?"

환자의 어머니는 자랑스러운 표정으로 혈압을 기록한 수첩을 내밀었다. 마치 시험 잘 쳐서 좋은 성적표를 받았다는 듯이.

"지난번에 처방했던 약이 아주 잘 듣는 것 같군요. 재 온 것을 보니 평균이 거의 120에 80 수준이 되었네요. 아주 좋습니다. 별다른 부작용은 없는 것 같지요?"

"네, 그냥 편안한 거 같아요. 약 먹은 다음부터 며칠 만에 이 혈압이 되더니 계속 안정적이에요. 정말 감사합니다. 근데 너무 거짓말같이 혈압 조절이 잘 되니까 약을 꼭 계속 먹어야 하나 이런 생각도 들고 하는데 끊으면 안 되겠죠?"

"이 약이 다행히 환자에게 맞아 효과가 잘 나서 그런 거지, 약 끊으면 아마도 혈압은 원위치될 겁니다. 정말 궁금하다면 시험해 보셔도 됩니다."

"아니, 그런 뜻은 아니고요. 젊은 나이인데 벌써부터 혈압약을 먹기 시작하니, 이제 평생 약을 먹으며 살아야 한다는 게 참…… 그렇잖아요. 부모가 혈압이 높으니 안 좋은 걸 물려줘서 그런가 싶기도 하고."

환자의 어머니는 갑자기 눈물을 글썽거리는 것 같았다. 의사는 그녀가 감상에 젖게 내버려 두지 않았다.

"어머님, 그 친구는 이제 성인입니다. 자기 몸도, 인생도 자기가 알아서 할 나이에요. 혈압이건 뭐건 자기가 관리해야 하는 거지 그걸 어머님이 어떻게 해 주지 못해서 안타깝다는 생각은 전혀 하실 필요조차 없어요. 그 친구에게도 전혀 도움이 되지 않습니다. 오히려 마음의 짐만 되지요. 그리고요, 자식이 부모 닮는 거야 당연한 거 아니겠습니까? 당연히 물려받은 것도 많고 비슷한 점이 많은데, 부모님이 나쁜 유전자만 물려주기야 했겠습니까? 좋은 점도 나쁜 점도 있겠죠. 나쁜 것만 생각하며 괴로워하실 것 없지 않나요?"

그녀는 좀 위안을 받은 것 같았다.

"이젠요, 자식이 부모 건강 걱정할 때입니다. 고혈압쯤은 네가 알아서 잘 관리하라고 모른 척 하세요. 잘할 거예요. 자, 그럼 약이 효과가 좋은 듯하니 같은 약으로 조금 더 긴 기간 처방해 보죠. 다음엔 환자가 직접 한번 오는 게 좋겠고요."

환자의 어머니는 한층 홀가분해진 얼굴로 진료실을 나섰다.

. . .

 몇 달 뒤, 환자 혼자서 진료를 받으러 나타났다. 밝은 표정을 보니 의사는 안심이 되었다.
 "오랜만이네요. 그래, 혈압은 좀 어때요?"
 "괜찮은 거 같아요. 계속 혈압이 잘 나오길래 사실 요새는 자주 안 재기는 했지만……."
 "다행히 그 약이 본인에게 아주 잘 맞는 것 같으니 당분간 그대로 계속 가면 혈압 조절은 잘 될 거예요. 그렇지만 너무 혈압을 오래 안 재고 있으면 본인 혈압이 어떻게 되는지를 본인도, 의사도, 아무도 모르게 되는 상황이 벌어집니다. 혈압이란 게 왔다 갔다 상당히 변화가 있는 거라 몇 달 만에 한 번 잰 걸로 다 알긴 어려울 수도 있어서요. 별일 없어도 대충 일주일에 한 번 정도는 재 보도록 해요."
 "네, 알겠습니다."
 "그래, 좋아하는 농구는 많이 해요?"
 환자는 씩 웃었다.
 "사실요, 거의 한 1년쯤을 엄마가 헬스클럽에 억지로 등 떠밀어 보내서 러닝머신에서 걷기 운동을 시키는 바람에 정말 지겨워 죽는 줄 알았거든요. 내가 좋아하는 운동 내가 알아서 하겠다고 그래도 혈압에 걷기 운동이 좋다고, 함부로 운동하다 큰일 난다고 그러니까, 그러다 막 싸우기도 하고…….”

"그럼 내가 골칫거리 하나 해결해 준 거네?"

"네, 맞아요. 감사합니다. 선생님 덕분에 여러 가지가 달라졌어요."

"좋아요. 약 처방은 계속 동일하게 하면 돼요. 똑같이 처방할게요."

"근데 선생님, 저 입대할 것 같은데…….”

"아, 그래요. 그럼 한동안 못 오겠네. 그럼 가족이라도 약 타러 오세요. 지금대로 약 복용만 꼬박꼬박 해 주면 별 문제는 없지 싶네요."

"네, 그럼…….”

"건강하게 잘 지내요. 나중에 만나고."

환자는 벌떡 일어나서 씩씩하게 문으로 걸어갔다. 문을 열고 나가려다 말고 그는 잠시 우물쭈물하였다.

"저, 근데요, 선생님."

"응?"

"선생님 정말 매력 있으세요."

그는 눈을 찡긋하며 엄지손가락을 들어 보이더니 도망치듯 진료실을 빠져나갔다.

'내가 이 나이에 꽃다운 나이의 청년에게 저런 말을 들어도 되는 걸까? 그냥 해 본 소리겠지, 뭐. 아니, 그럼 그냥 듣기 좋으라고 해 본 소리겠지, 무슨 다른 뜻이 있으려고?'

의사는 잠시 멍하게 문 쪽을 쳐다보고 있었다.

"선생님, 다음 환자 부를게요!"
의사는 인선 씨의 우렁찬 목소리에 화들짝 놀라며 자세를 고쳐 앉았다.

이번 이야기에서 배울 점

고혈압은 노인에게만 있는 병이다?

고혈압은 노화와 밀접한 관련을 가진 질환이어서 연령대가 높을수록 흔하다. 우리나라의 대표적 보건 통계인 국민건강영양조사를 잠시 살펴보자. 2012년 결과에 따르면 〈그림 2〉와 같은 양상으로 남녀 공히 연령대가 높아질수록 고혈압이 흔해지는 것이 분명하다. 그러나 이런 이유로 고혈압을 노인들에게만 있는 병으로 생각한다면 이는 착각이다. 국민건강영양조사의 고혈압에 대한 조사는 30세 이상에 국한되어 있지만, 남성의 경우 30대의 고혈압 유병률이 15%대 정도로 그렇게 드물지 않다는 것을 알 수 있다. 실제 진료 현장에서는 20대, 심지어 10대의 고혈압 환자도 그렇게 희귀하지는 않다.

나이가 젊다고 해서 고혈압을 무시할 수 있는 것은 아니다. 당장은 합병증의 위험이 높지 않지만 장기간 방치했을 때 바람직하지 않다는 것은 분명해 보인다. 현재는 연구를 위해 고혈압을 그냥 방치한다는 것이 윤리적으로 용인될 수 없는 일이기 때문에 고혈압을 정말로 치료하지 않고 두고 보았을 때 어떻게 될 것인지, 즉 '자연 경과'에 대한 연구를 하는 것이 현실적으로 불가능하다. 따라서 고혈압의 자연 경과를 살펴보기 위해서는 아주 오래된 연구들을 참고할 수밖에 없다.

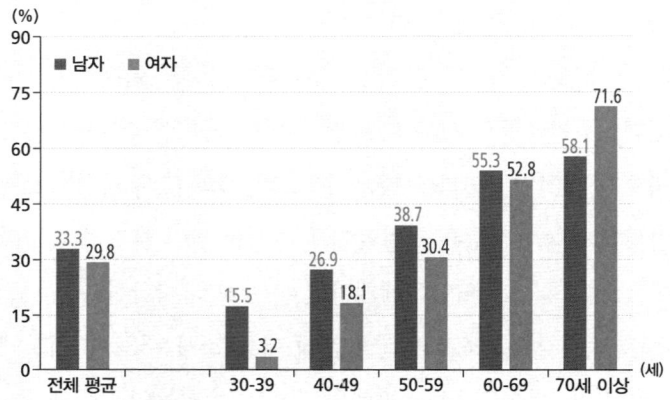

그림 2. 고혈압의 성별·연령대별 유병률

출처: 보건복지부·질병관리본부, 〈2012 건강행태 및 만성질환 통계〉, 질병관리본부 건강영양조사과, 2013, 26쪽.

　〈그림 3〉의 연구 결과를 보자. 고혈압의 발생부터 사망까지 추적 조사한 결과다. 30대 중·후반이 가장 흔한 발병 연령인 것을 볼 수 있는데, 10대나 20대에 고혈압이 시작된 경우도 희귀하지는 않다는 것을 쉽게 알 수 있다.

　정말로 고혈압을 그냥 놔두면 큰일이 나는가? 이 연구 결과를 보면 당장은 아니지만, 마냥 괜찮은 것은 절대 아님을 알 수 있다. 이 그림

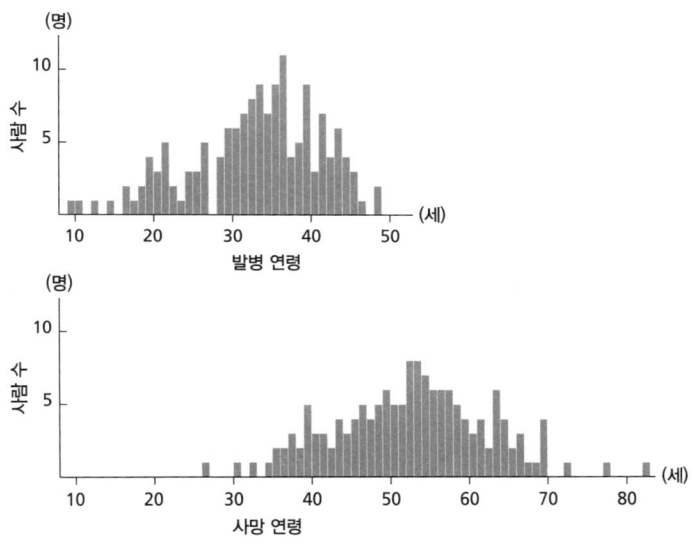

그림 3. 고혈압의 자연 경과

약 500명의 환자를 고혈압의 발생부터 사망까지 추적·관찰한 연구. 이뇨제 개발 이전의 연구로 부작용이 적고 효과적인 혈압강하제가 없었기 때문에 대부분의 환자들은 특별한 약물 치료를 받지 않았다.

출처: G. A. Perera, "Hypertensive vascular disease; description and natural history", *Journal of Clinical Epidemiology* vol. 1, no. 1, 1955, pp.33-42.

을 보면 고혈압이라는 병은 (조금 단순화시키자면) 30대 중반에 시작해서 50대 중반에 죽는 병이라고 정리할 수도 있을 것이다. 고혈압 발병 후에 별다른 치료 없이 20년이 경과하면 반수가 사망하는 것이 평균이라는 말인데, 물론 더 젊은 나이에 발병하면 이 시간이 더 길어질 것이고, 노년에 발병하면 더 짧아지기는 하겠지만, 별다른 치료 없이는 많은 수의 고혈압 환자가 환갑을 채 넘기기도 전에 사망한다는 것이 분명해 보인다. 지금 평균수명이 거의 80세에 육박하는 시대에 이것을 괜찮다고 할 수 있을 것인가? 20대 젊은 나이라고 해서 그냥 놔두는 것이 괜찮을 것인가? 아마도 대답은 '아니오.'일 것이다.

'아마도'라는 신중한 표현을 사용한 것은 이에 대한 확고한 증거가 부족하다는 반론이 있을 수 있기 때문이다. 고혈압 외에는 건강상의 문제가 없는 젊은이를 혈압강하제로 치료하는 것이 옳은가? 혈압강하제가 그의 합병증 예방이나 수명 연장에 도움이 될 것인가? 어떤 치료의 효과가 확실히 입증되었다고 단정하기 위해서는 의학에서 인정하는 가장 확고하고 높은 수준의 증거인 '무작위배정 임상시험randomized controlled clinical trial'에 의해 그 효과가 증명이 되어야만 하는데, 젊고 건강한 고혈압 환자들에게 혈압강하제의 효과를 입증한 무작위배정 임상시험은 현재까지는 없는 상태이다.

젊은이의 고혈압을 어떻게 할 것인가?

아니, 그럼 근거도 없는 치료를 한다는 말인가? 의사들은 제약회사의 약 팔아 주는 꼭두각시인가? 음모론을 들고 나오기 전에 생각해 볼 점들이 몇 가지 있다.

첫째, '효과가 있다는 증거가 없다.'와 '효과가 없다.'는 말은 같은 뜻이 아니다. 이게 무슨 말장난인가 싶기도 하겠지만, 의학이란 것이 그렇다. 연구를 철저히 해서 확인을 하지 못했다고 정말로 효과가 없다고 단정할 수도 없는 것이다.

둘째, 위에서 봤듯이 고혈압을 그냥 방치했을 때 많은 수에서 심혈관계 합병증이 나중에 발생하고 수명이 단축되는 것은 분명해 보이므로 젊은 나이라고 해서 고혈압을 아무런 치료 없이 방치하는 것이 합당할지는 의심스럽다.

셋째, 수십 년 전과는 다르게 현재는 비교적 부작용이 적으며 다양한 종류의 효과적인 혈압강하제들이 개발되어 있어 장기 복용에 따른 부담감이 적은 편이다. 특히 연령대가 높거나 심혈관 합병증 우려가

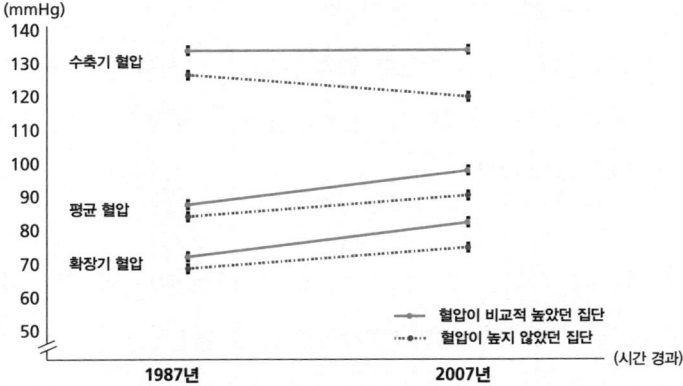

그림 4. 시간 경과에 따른 혈압의 변화

20년 후의 혈압은 어떻게 변할까? 실선은 혈압이 비교적 높았던 집단, 점선은 혈압이 높지 않았던 집단의 변화 양상이다. 처음 혈압이 높았던 집단 쪽의 혈압(특히 확장기 혈압)이 20년 후에는 더 많이 올라가 있는 것을 알 수 있다.

출처: W. Ridderstrale, O. Saluveer, M. C. Johansson, A. Bergbrant, S. Jern, T. J. Hrafnkelsdottir, "Consistency of blood pressure and impact on cardiovascular structure over 20 years in young men", *Journal of Internal Medicine* vol. 267, 2010, pp.295-304.

높은 조건의 환자들에게서는 혈압강하제의 심혈관 합병증 예방 효과가 비교적 분명하게 입증되어 있다.

넷째, 조금 다른 측면의 이야기인데, 고혈압에 의한 위험은 시간이 흘러감에 따라 점차 축적된다는 특징이 있다. 〈그림 4〉를 보자. 20

대 젊은이들의 혈압을 측정한 뒤 비교적 높았던 집단과 정상이었던 집단으로 나눠서 20년 뒤에 어떻게 바뀌었는지를 추적·조사한 연구 결과이다. 원래 혈압이 높던 집단 쪽이 나이 들면서 좀 더 혈압이 많이 상승하는 것을 볼 수 있다. 여기서는 확장기 혈압이 주로 올랐지만, 더 나이가 들면 아마도 수축기 혈압마저 오를 것으로 예상된다. 하여간 경미한 수준의 고혈압이라 당장 문제가 생기지 않는다 하더라도 긴 세월이 지난 후에 보면 그 정도가 심해져 있을 가능성이 높다는 것을 짐작할 수 있다.

이런 여러 정황을 토대로 판단해 볼 때 설사 20대의 젊은 고혈압 환자라 할지라도 최소한 '약물치료를 하면 안 된다.'고 보기는 어려울 것이며, 여러 비非약물요법을 충분한 기간 시도해 본 이후에도 조절이 여의치 않은 경우라면 약물치료를 고려하는 것이 현명하지 않을까 하는 것이 필자의 판단이다.

그런데 젊은 고혈압 환자들에게 혈압강하제를 처방만 해 주면 그것으로 모든 문제가 해결될 것인가? 물론 그렇지 않다. 가장 큰 문제점은 나이가 젊을수록 장기간 약을 복용해야 한다는 데 대한 거부감이 높다는 것이다. 이전에 살펴본 대로 그렇지 않아도 혈압강하제를 평생 먹는다는 것에 대한 거부감이 상당히 높은데, 젊은 나이라면 분명 더할 것이다. 이들이 약을 충실하게 복용하도록 하기 위해서는 각별한 관심이 필요하다.

젊은 고혈압 환자들이 겪는 또 다른 흔한 문제가 있다. 고혈압이라는 병 또는 혈압강하제를 복용한다는 것으로 인한 라벨링 효과에 취약할 수 있다는 것이다. 신체적으로나 사회적으로나 활동적이어야만 할 청년기에 고혈압으로 인해 여러 가지 면에서 위축되기 시작한다면 이는 가볍지 않은 문제가 될 수도 있다. 따라서 이런 상황에 빠지지 않도록 격려가 필요한 경우도 있을 것이다.

인생의 목표가 무엇이건 간에 (우리 인생의 목표는 과연 무엇일까?) 그것이 '혈압을 조절하는 것'일 리는 없을 것이다. 혈압을 조절하는 이유는 우리가 행복한 삶을 살아가는 데 매우 중요한 조건 중 하나인 건강을 지키기 위함이다. 그것 자체가 목표가 되어 헉헉거리게 된다면 정말 재미없는 인생이 될 것이다. 이런 면에서 최소한의 약물치료로 혈압을 확실하게 잘 조절할 수 있다면 그것으로 고혈압에 대한 불안감과 라벨링 효과를 떨쳐 내는 데 도움이 되는 측면도 상당히 있으므로, 나이가 젊더라도 혈압강하제를 투여하게 되는 이유 중 하나라고 할 수 있겠다.

| **명장면 다시 보기** | 나이가 젊다고 고혈압이 아무것도 아닐 수는 없다. 당장 무슨 일은 안 생기지만 그래도 조절해야 한다. 신중하게 판단해 보고 약이 꼭 필요한 상황이라면 복약을 너무 주저하지는 말 것. 고혈압에 휘둘리지 말고, 반대로 고혈압을 꽉 잡고 살자.

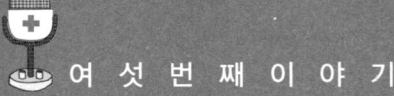

여 섯 번 째 이 야 기

"
굳이 고가의 검사를
잔뜩 하는 것이
환자분에게
무슨 도움이 될는지요?
"

> 66세 남자

검사 좀 해 주세요!

"그동안 별일 없으셨나요?"

의사는 자리에 앉는 환자를 유심히 관찰하며 의례히 던지는 인사말을 건넸다. 의사에게 그렇게까지 비상한 기억력이 있는 것은 아니어서 그 많은 환자들을 일일이 다 기억하지는 못하지만, 어떤 환자들은 뭔가 낯익은 듯한 인상이 있어 묘한 감정을 불러일으킨다. 기시감이라고나 할까, 데자뷔라고나 할까. 이 느낌은 이전에 있었던 불쾌한 경험을 다시 연상케 하며 알 수 없는 불안감을 가져왔다.

"네, 제가 그동안 딴 병원에서 검진을 좀 했어요. 그래서……."

검사 소견을 적은 종이 뭉치를 주섬주섬 꺼내는 이 환자는 실제보다 좀 더 나이 들어 보이는 인상의 남자로, 할아버지라고 부르기에는 애매한 연령이었다. 살짝 색깔이 들어간 커다란 금테 안경과 까무잡잡하게 그을린 주름진 피부, 짧게 깎아 올린 반백의 옆머리, 조금 비만해 보이는 체형……. 꼭 다문 입가의 주름이 약간씩 아래로 처져 있어 완고한 성격이 엿보이는 것 같았다. 자기주장을 굽힐 줄 모르는 성격의 사람이 아닐까? 언젠가 이런 비슷한 사람과 언쟁을 벌인 적이 있어 지금 이런 기시감이 드는 것이 아닐까? 의사는 약간의 경계심을 품으며 검사 소견서를 받아 들었다.

환자는 그간 10년 가까이 혈압강하제를 복용하고 있었고, 조절 상태는 대체로 양호한 것으로 보이며, 최근 1년 간은 아스피린을 같이 투여하고 있었다. 30년 정도 하루 한 갑꼴로 담배를 피웠으나 금연한 지 15년 된 상태였고 그 외에 특별한 병력은 없었다. 이전 기록을 재빨리 훑어본 의사는 1년 전 아스피린 복용을 시작할 때 자신이 적어 놓은 짤막한 기록을 발견할 수 있었다. '전반적인 조건으로 보아 아스피린 복용이 반드시 필요치는 않으나 환자가 원하여 아스피린을 투여하기로 함.'

환자가 보여 준 소견서에는 다양한 검사 결과들이 나열되어 있었다. 공복 혈당이 128mg/dL로 '경미한 당뇨 수준'이라는 경고 문구가 있었고, 저밀도 지단백 콜레스테롤[LDL cholesterol, 소위 '나쁜 콜레스테롤']이 144mg/dL로 '고지혈증'이라는 내용이 있었다. 그리고 경동맥 초음파[목의 동맥을 초음파로 보는 검사] 소견이 적혀 있었는데 '내중막 두께의 증가, 좌측 총경동맥 부위의 동맥경화반과 우측 경동맥 분지 부위의 25% 협착 관찰됨.' 이라고 되어 있었다.

"검사를 해 봤더니 동맥경화가 있고 혈관 상태가 안 좋다고 하더라고요. 그래서 정밀 검사를 좀 해 보고 동맥경화를 치료해야 한다고 해서 와 봤습니다. 그리고 당뇨가 있고 고지혈증도 있다고 하던데……."

의사는 환자가 말하는 것을 들으며 묘하게 신경이 거슬리는 것을 느꼈다. 환자의 말투에서 지금까지 진료해 오면서 왜 이런 상태를 몰랐느냐고 책망하는 것 같은 느낌을 받았기 때문이다. 괜한 신경과민일까?

"경동맥, 그러니까 목동맥을 초음파로 검사했더니 동맥경화가 좀 있고 살짝 좁아진 부위도 있다는 소견인데요, 이건 지금 혈관을 넓히는 시술을 하거나 수술을 해야 할 상황은 아닙니다. 그리고 동맥경화에 대해서 별도의 치료가 있는 것은 아니고요, 동맥경화를 조장하는 조건이 있으면 그걸 잘 조절하는 것이 바로 치료인데 환자분의 경우에는 고혈압과 담배가 가장 문제라고 생각되며 담배는 끊으셨고 혈압 조절은 잘 되고 있는 상태여서, 특별히 무슨 조치가 따로 필요할 것 같지는 않은데요."

환자의 얼굴에는 불쾌한 기색이 떠올랐다.

"그러니까 동맥경화에 대해서 정밀 검사를 하고 치료를 해야 할 것 아닙니까?"

"정밀 검사라면 어떤 걸 말씀하시는 건지요?"

"그걸 내가 어떻게 알아요? 의사가 알아서 해 줘야지."

"제가 보기엔 특별히 추가 검사가 필요한 상황은 아닌데요. 심장이나 뇌의 혈관을 보는 CT나 MRI 등의 검사를 해 볼 수는 있습니다만, 반드시 필요한 정도는 아닌 것 같습니다. 하지만 궁금하니까 확인해 보고 싶다면 해 볼 수는 있겠네요."

"해 보고 싶으면 하라니 그런 무책임한 소리가 어디 있어요?"

"지금 추가 검사를 한다고 해서 치료 방침이 크게 바뀔 것 같지는 않다는 얘기입니다. 그러니 추가 검사가 의학적으로 꼭 필요치는 않다는 뜻이고, 환자분이 궁금하시다면 해 볼 수는 있다는 뜻이지요. CT나 MRI나 좀 고가의 검사이고 하다 보니……."

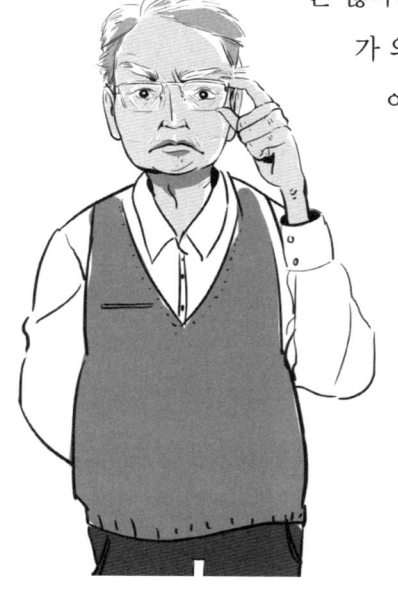

"고가의 검사라니? 돈이 문제가 아니라 몸에 문제가 있으면 정밀 검사를 하고, 정확히 진단해서 조치를 취해야 할 것 아니오?"

의사는 '아뿔싸!' 하는 생각이 들었지만 환자의 기분은 이미 틀어질 대로 틀어진 것 같았다.

"그동안 내가 믿고 다녔는데, 이렇게 환자의 고통을 무시하면 어떻게 합니까? 동맥경화에, 당뇨에, 고지혈증에! 이렇게 문제가 많은데 제대로 치료도 안 하고 방치해서 상태가 나빠진 것 아니오? 근데 이젠 검사도 안 해 준다는 거요? 내가 요새 머리도 띵하고 무거운 데다가 뒷목이 뻐근하고 어깨까지 같이 아프고 한데 이걸 그냥 방치하라는 건, 그냥 죽으라는 거요, 뭐요?"

"그런 게 아니고요. 환자분의 상태는 그렇게 급하거나 심각한 상태가 아닙니다. 예전에 담배 많이 피우신 것과 고혈압, 연세를 감안하면 지금 경동맥 초음파에 나타난 정도의 동맥경화는 사실 충분히 예상할 수 있는 정도이고요, 특별히 심하거나 해서 무슨 치료를 당장 해야 할 정도가 아니라는 겁니다. 그리고 당뇨나 고지혈증도 지금 정도가 경미한 수준인데 과연 약물치료를 할 것인지는 좀 천천히 생각해 봐도 될 문제이고, 운동이나 식이요법을 조금 더 철저히 해서 조절해 보는 방향으로 해도 될 상황이에요. 그리고 머리가 띵하고 무겁다, 뒷목이 뻐근하다, 어깨가 아프다는 등의 증상들은 지금 목 혈관의 동맥경화와는 별로 상관이 없는 증상입니다."

의사 나름대로 차근차근 설명한다고 하는 것이었지만 오히려 환자의 분노에 불을 지른 꼴이 되었다.

"아니, 어떻게 그런 소리를 해요? 환자가 괴롭고 힘들다는데, 지금까지 병이 진행되도록 방치해 놓고 이제 와서는 검사도 안 시켜 주고 그냥 괜찮다니, 그게 그냥 죽으란 소리지 뭐야! 다른 병원에서는 검사하면서 어떻게 이 지경이 되도록 그냥 내버려 뒀냐고, 이러다 큰일 난다고 그러던데. 당신이 의사야? 의사면 환자를 고쳐 줘야 할 거 아냐?"

　의사는 치밀어 오르는 화를 가까스로 억누르며 잠시 환자를 쳐다보았다. 의사를 노려보고 있는 환자를 보니 의사는 기운이 쭉 빠지는 것을 느꼈다. 아무리 의사라는 직업이 사람 설득하는 게 일이라지만, 이 사람 마음을 돌리는 건 이미 틀린 것 같다는 생각이 들자 막막함이 느껴졌다. 더 험한 꼴 당하기 전에 얼른 이 사람을 내보내야 할 텐데, 기왕 심사가 뒤틀린 마당에 환자가 순순히 물러나 줄 것 같지도 않았다.

　"물론 원하신다면 좀 더 검사를 하셔도 좋습니다. 그걸 해 드리기 싫다는 뜻은 전혀 아닙니다. 하지만 지금 검사를 더 한다고 해서 특별히 더 해 드릴 것이 있는 것도 아닌데, 굳이 고가의 검사를 잔뜩 하는 것이 환자분에게 무슨 도움이 될는지요?"

　"사람을 이 지경으로 만들어 놓고 난 모른다니, 그게 의사라는 사람이 할 소리야? 저쪽 병원에서는 빨리 입원해서 정밀 검사하고 치료를 하자고 하는 걸 그래도 내가 다니던 병원이라고 믿고 왔는데 이딴 소리나 듣고, 어휴…….."

"이 지경으로 만들어 놨다고 하시는데, 저는 특별히 잘못한 것이 없어요. 그냥 환자분이 혈압 높고 담배를 많이 피우셨고 나이를 이만큼 잡수셔서 혈관 상태가 그렇게 된 것을, 제가 제대로 치료 안 하고 방치해서 나빠졌다고 하시면 곤란하죠. 정히 그렇게 생각하신다면 그냥 그 병원으로 가시지요. 환자분과 저는 잘 맞지 않는 것 같네요."

"뭐? 딴 병원으로 가? 젠장, 난 이 병원이 친절하다고 그래서 그런가 보다 하고 믿고 다녔는데 이젠 진료 거부를 하네? 이봐요, 의사가 그러면 안 돼! 의사가 환자의 고통을 외면하면 안 되지!"

"도대체 뭐가 고통스러우신데요? 지금 검사에서 나온 소견들 가지고 고통스러우실 거 하나도 없습니다. 왜 별것도 아닌 걸 가지고 이렇게 화를 내세요?"

"별것도 아냐? 그래, 귀찮다 이거지? 나이 먹어서 그런 걸 뭘 어쩌냐구? 당신 그러는 거 아냐! 니가 그러고도 의사야? 이런 ×!"

"자, 그럼 이만 나가 주세요. 딴 의사에게 가 보십시오. 저는 특별히 더 드릴 말씀이 없을 것 같네요."

"나가? 이런 망할! 못 나가. 얼른 무릎 꿇고 비는 꼴을 보든지 사과라도 받고 나가야지, 어딜 쫓아내겠다는 거야?"

"저는 사과드릴 것 없습니다. 다만 환자분을 진료해 드릴 수가 없는 상황이네요. 그리고 환자분도 저에게 진료받으실 생각은 없으신 것 아닌가요? 그럼 가셔야죠."

 언성이 높아져서 밖에까지 들릴 지경이 되자 잠시 나가 있던 인선 씨가 황급히 뛰어 들어왔다. 그녀는 어떻게든 사태를 수습해 보려고 환자의 팔을 슬쩍 잡아끌면서 큰 소리로 떠들었다.

 "자, 아버님, 다 됐으니까 나가시면 제가 안내해 드릴게요."

 "되긴 뭐가 돼? 넌 비켜! 난 이 의산지 똥인지, 버릇 좀 가르쳐 줘야겠으니까!"

 "죄송하지만, 제가 환자분이 버릇 가르쳐 줄 그런 나이는 아니지 않나요? 자, 행패 그만하고 얼른 나가 주세요."

 "뭐, 행패? 이게 이젠 못하는 소리가 없네. 이 병원 원장 나오라 그래. 뭐 이런 게 다 있어?"

 "네, 그럼 지금부터 제가 어떻게 하셔야 할지 알려 드릴게요. 지금 나가셔서요, 조 앞에 계단 한 층만 내려가셔서 오른쪽으로 돌아서 복도에 왼쪽 두 번째 문에 보면 고객 상담실이라고 있어요. 거기 가셔서 아무개 의사가 정말 못돼 처먹었더라고 욕을 실컷 하고 가시면 됩니다. 그럼 병원에서 보고 '아, 이 의사 정말 못쓰겠구나.' 하고 저를 확 잘라 버릴 거거든요. 그럼 되셨죠? 안녕히 가세요."

 의사는 의자를 돌려서 컴퓨터 화면 쪽을 향한 채로 열심히 차트 정리를 했다. 전자 차트라는 게 환자 얼굴 들여다볼 시간은 없어지고 컴퓨터 화면을 들여다보는 시간만 길어지다 보니 안 좋다는 평도 많지만, 이럴 때는 환자의 얼굴을 보지 않아도 될 핑계거리로 상당히 편리하다. 때를 놓치지 않고 인선 씨가 얼른 다시 끼어들었다.
"자, 고객 상담실, 고객 상담실로 안내해 드리겠습니다!"
환자는 확 구겨진 얼굴로 일어서서 나가다 말고 분이 풀리지를 않는지 소리를 한 번 더 빽 질렀다.
"너, 그 따위로 하지 마! 니가 그러고도 의사야?"
의사는 잠자코 있었다. 이제 내일모레쯤이면 고객 상담실로부터 '고객의 소리' 뭐 이딴 게 날아들겠지. 그 환자가 내지르고 간 온갖 험한 욕을 순화된 용어로 바꿔서 적어 놓은 내용일 것이다. 닥치는 대로 욕을 해 댈 저 성난 환자를 상대할 고객 상담실의 직원을 생각하면 좀 미안하고 안된 마음은 들지만……. 의사는 어지러운 마음을 애써 가라앉히며 괜스레 머리를 만지고 옷 매무새를 바로잡았다.

・・・

그날의 진료를 마치고 유난히 지쳐 버린 모습의 의사는 잠시 의자에 물먹은 솜이불처럼 널부러진 채 잠시 멍하니 앉아 있었다. 도대체 뭘 잘못했을까. 환자는 고객, 고객은 왕인데, 환자가 하자는 대로 했으면 되는 것 아니었을까. 환자가 들고 온 검사 결과를 보고 '아이고, 그러셨군요. 이거 빨리 정밀 검사를 해서 알아봐야겠네요. 걱정

마세요. 검사하면 정확하게 다 나와요.' 이렇게 좋게 달래 줬으면 그냥 넘어갔을 것 같기도 한데. 그러면서 심장 CT 조영술하고 뇌 MRI 정도 확 시켰으면 환자는 간단히 돈 백만 원쯤은 우습게 썼을 텐데. 환자랑 싸우지 않아서 좋고, 병원은 수입 올려서 좋고, 아무것도 나쁠 일이 없는데.

후회가 밀려들었다. 환자가 꼭 필요치 않은 검사를 해서 시간과 돈을 낭비하게 만들면 안 된다고 생각해 보려 했지만 다음 순간 다른 생각들이 고개를 들고 일어났다.

'저 환자 필경 무슨 보험 들어 놓은 것 있을 거야. 진단서를 적당히 잘 쓰면 보험에서 검사비를 타 낼 수도 있겠지. 환자 입장에서는 그냥 하고 싶은 검사 다 해도 아무 문제없는 상황인데, 좋게 좋게 하면 될 걸 어느 성질 못된 의사가 그걸 안 시켜 준 셈이구먼. 내가 정말 잘못한 건가?'

그런데 의사는 분명 어떠한 검사건 치료건 무조건 많이 하는 것이 좋은 것이 아니라 정말 필요한 검사와 치료만을 하는 것이 원칙이라고 배웠다. 그게 원칙이다. 반드시 필요치 않은 검사를 그냥 자세히 알아보자는 막연한 생각으로 하는 것은 시간과 돈과 인력의 낭비일 뿐 아니라 환자에게 도움이 안 된다고, 아니 오히려 해를 끼칠 수도 있다고 배웠다. 이것이 교과서적인 이야기인데, 그걸 지키려는 사람만 이상하게 되어 버리다니. 의사는 이상한 나라의 앨리스인가.

"선생님, 힘드셨죠. 완전 피곤해 보이시는데요."

인선 씨가 앞에 와서 무릎에 손을 얹고 고개를 앞으로 쭉 내밀고 의사의 얼굴을 들여다 보며 히죽 웃었다. 치아 교정기가 반짝 빛났다. 의사는 씁쓸한 웃음을 지었다.

"내가 괜히 그 환자 성을 돋워서 달래느라 다들 힘들었겠네."

"뭐, 그 정도쯤이야."

인선 씨는 몸을 세우더니 집게손가락을 펴 좌우로 천천히 흔들었다. 정말 그 정도쯤은 간단히 해결해 버린 것인가.

"저 할아버지요, 지난달에도 한번 난리 치고 해서 직원 한 명 울렸어요."

"왜, 뭐 어쨌길래?"

"순서가 돼서 이름 불렀는데 대답이 없어 그 다음 환자를 진료실에 넣었는데, 잠시 뒤에 나타나서 자기 순서에 안 들여보냈다고요. 막 욕을 하고 이년 저년, 나중엔 거의 막 때릴 기세더라고요."

그래, 의사인 내가 당하는 이 정도는 정말 약과지. 만만해 보이는 나이 어린 여직원에게 함부로 대하는 사람들이 좀 많은가. 그때 난동을 부리는 그 환자를 봤던 인상이 남아 아까의 데자뷔를 느꼈던 것일까.

"하여튼, 선생님, 기운 내세요. 식사 맛있게 하시고요. 저 가요!"

"그래, 고마워요."

인선 씨가 총총히 사라진 쪽을 잠시 멍하니 보고 있던 의사는 고개를 두어 번 흔들며 몸을 일으켰다.

'나는 괜찮은 의사일까? 그렇게 나쁜 의사는 아니지 않을까? 아니면 어리석은 것인가? 세상 물정 모르는 것인가? 아직 환자 다루는 방법을 모르는 것일까? 사람 상대할 줄 모르는 것일까?'

의사는 진료실 문을 나서며 쉽게 해결되지 않을 고민거리들은 진료실에 남겨 두고 가기로 마음을 먹었다. 밥이라도 좀 맛있게 먹어야지. 다 먹고 살자고 하는 짓인데.

이번 이야기에서 배울 점

검사는 많이 할수록 좋다?

특별한 동반 질환 없이 고혈압만을 가지고 있는 경우라면 의외로 해야만 할 검사가 그리 많지는 않다. 대한고혈압학회가 편찬한 〈2013년 고혈압 진료지침〉에 따르면 '기본 검사'로서 반드시 시행해야 할 검사로 간주되는 검사는 12-유도 심전도, 소변검사, 혈색소 및 적혈구 용적률, 혈중 전해질, 크레아티닌^{신장 기능 지표}, 요산, 공복 혈당, 지질, 흉부 X-선 촬영, 미세 알부민뇨 등으로 되어 있는데, 이들은 그리 큰 비용이 드는 검사들이 아니다. 심장 초음파 검사나 경동맥 초음파 검사와 같은 소위 '이미징 검사'는 좀 더 비용이 드는 검사에 속하는데, '권장 검사'에 들어가 있어 '필요한 경우' 시행하는 것으로 하고 있다. 더 정밀한 혈관 검사인 뇌 MRI/MRA나 관상동맥 CT 조영술과 같은 고가의 검사는 그중에서도 다시 선별해서 시행해야 하는 '확대 검사'로 되어 있다.

더 자세한 검사를 시행하고 안 하고는 물론 의사의 판단에 따르는 것인데, 보통 그 판단이란 것이 꼭 엄밀하게 정답이 있는 것은 아니기 때문에 적절한 진료를 위해 의사의 재량권은 인정되어야 한다. 그런데 그 의사의 재량권이란 것이 인정을 받기 위해서는 여러 가지 면에서, 즉 의학적인 측면뿐만 아니라 경제적인 측면 등에서도 '적정'해야 하고, 의사는 기본적으로 환자의 건강을 최우선으로 고려하여 모든 결정을 내리고 다른 요인에 크게 좌우되지 않는다는 것이 전제되어야만 할 것이다.

하지만 현실이란 항상 이상과는 거리가 있기 마련. 실제로 의사의 결정은 의학적인 측면 외의 많은 요인에 의해 영향을 받는다. 가장 근본적인 영향은 의료보험 제도에서 온다. 우리나라의 의료보험 제도는 '행위별 수가제'라는 틀에서 운영되고 있다. 어떤 행위, 즉 검사나 처치나 치료를 할 때 거기에 대해서 수가가 발생하게 되는 것인데, 언뜻 생각하면 가장 합리적인 방법처럼 보이지만 과잉 진단과 과잉 치료를 유발하게 되는 근본적인 문제점을 가지고 있다. 보다 많은 검사와 치료를 할수록 더 많은 수익이 발생하는 구조이기 때문이다.

검사를 자세히 하고 치료를 적극적으로 더 많이 하는 것이 뭐가 나쁜가? 나쁠 수 있다. 꼭 할 필요 없는 수술을 한다거나, 다른 선택의 여지가 있는 상황에서 주로 수술을 하는 쪽으로 판단을 내리게 된다면 그중 수술의 부작용을 겪는 사람이 생기게 될 수 있다. 의사가 아무리 최선을 다해도 불가항력적인 부작용이 발생하게 되므로 어쩔 수 없이 위험을 감수해야 하는 부분도 있지만, 꼭 필요하지 않은 수술을 하느라 위험을 감수해야 한다면 이는 바람직하지 않은 것이 분명하다. 수술뿐만 아니라 약물치료의 경우에도 마찬가지다. 일부이지만 약의 부작용을 겪는 사람은 분명 생기기 때문에 정말 약의 투여가 필요한 상황인지에 대한 신중한 판단이 항상 필요한 것이다.

'아는 게 병' 되는 현대 의학의 마술?

그저 검사만 하는 정도라면 뭐가 나쁠까 싶은 생각이 들 수도 있다. 자세히 알아보기 위해서 검사를 하면 좋은 것 아닌가? 반드시 그렇지는 않다. 첫째로 모든 검사는 100% 정확할 수가 없기 때문에 부정확한 검사 결과에 따른 혼선을 초래할 수 있다. 둘째로 꼭 찾아낼 필요 없는 것을 찾아내기 때문에 생기는 문제가 있다. 이 두 번째 경우가 흔히 논의되는 경우인데, '모르는 게 약'인 상황을 '아는 게 병'으로 만드는 현대 의학의 마술이다.

고혈압과 직접 관련은 없지만, 비슷한 이유로 큰 논란을 빚은 갑상선암의 경우를 보자. 갑상선암의 발생률은 최근 우리나라에서 엄청난 증가세를 보이고 있다. 국가암정보센터www.cancer.go.kr/mbs/cancer/subview. jsp?id=cancer_040104000000의 자료를 참고하면 10만 명당 갑상선암 발생률은 1999년 7.2명에서 2011년 73.6명으로 거의 열 배가 늘어났다. 다른 암들의 변화율과는 비교가 안 될 정도의 엄청난 증가율이고 세계적으로도 유래가 없는 희한한 현상이다. 이유가 무엇일까? 체르노빌 원전 사고로 인한 방사선 노출 때문이라는 다소 황당한 주장까지 있지만, 현재 우리나라의 상황을 살펴보면 원인은 자명해 보인다. 건강검진 때 갑상선 초음파 검사를 광범위하게 실시한 이후에 갑상선암의 진단이 늘어나게 되었다는 것이 가장 개연성 높은 설명이다. 갑상선암은 건강해 보이는 사람에게도 흔히 잠재해 있는 경우가 있는데, 무차별하게 갑상선 초음파 검사를 하다 보니 족족 진단이 되어 갑상선암 환자가 늘어나게 된 것이다.

초음파 검사로 찾아낼 수 있을 정도 크기의 갑상선 종양, 즉 혹은 전체 인구의 30~50%에서 발견될 정도로 흔한데 이 중 5%가 악성 종양이다. 무작위로 갑상선 초음파를 시행하고, 발견된 종양 모두에 조직 검사를 시행한다면 100명 중 2~3명은 갑상선암으로 진단받게 된다는 것이다.

문제는 갑상선암이 반드시 다 찾아내어 치료해야만 하는 병인가 하는 점이다. 다른 원인으로 사망한 사람을 부검하다 보면 갑상선암이 흔히 발견되고는 한다. 갑상선암을 가지고 있는 대다수는 이를 가지고 별 탈 없이 살다가 다른 병으로 사망하는 경우가 상당히 많다는 의미로 보이며, 이는 모든 갑상선암을 다 찾아내어 치료해야 하는 것은 아니라는 뜻이 된다.

최근에는 연간 거의 4만여 명이 갑상선암으로 진단받고 있다. 그럼에도 불구하고 갑상선암으로 인한 사망자의 숫자는 연간 수백 명 정도로 10년 전이나 지금이나 크게 다름이 없다. 예후가 나쁜 편인 폐암이나 간암으로 인한 사망자 수는 연간 만 명이 넘는 것과 대조적으로 갑상선암의 사망률은 모든 암 중에서 최하위에 속한다. 아마 독자 여러분도 주변에서 갑상선암으로 진단되었다는 이야기는 숱하게 들어 보았을 것이다. 그런데 갑상선암으로 사망했다는 소식을 혹시 들어 보았는가? 폐암, 위암, 간암 등과 비교한다면 아마도 매우 드물 것이다. 갑상선암의 현재 발병률은 그런 암들을 다 제치고 1위에 올라 있는 상황이다.

많은 사람들이 갑상선암으로 수술을 받고 있는데 그 사람들이 다 꼭 필요한 수술을 한 것일까? 아마도 아닐 것이다. 그럼 그렇게 된 원인은? 바로 필요치 않은 갑상선 초음파 검사를 한 것에서 비롯된 것이다.

꼭 필요한 검사를 잘 골라야

갑상선암의 경우처럼 극적이지는 않지만 심혈관계 검사에 있어서도 마찬가지의 문제가 발생할 수 있다. 고혈압 환자에게 있어 경동맥 초음파 검사는 동맥경화의 정도를 파악하기 위하여 선택적으로 시행해 볼 수 있는 검사이기는 하나, 그 결과의 해석은 적절히 해야만 한다. 혈관에 대한 직접적인 시술이나 수술은 협착의 정도가 심한 소수의 경우에 국한해야만 한다. 일반적으로는 동맥경화의 치료란 것이 별도로 있는 것이 아니라 고혈압을 비롯한 위험 요인의 철저한 조절이 곧 동맥경화에 대한 치료임을 생각한다면, 갑자기 새로운 병을 찾아낸 듯이 혹은 심각한 병을 찾아냈으니 빨리 뭔가를 해야 한다는 듯이 호들갑을 떨 필요는 없는 것이다. 단지 적절한 치료를 하는 데 있어 참고 자료로 활용하면 그뿐이다.

심장 초음파 검사 역시 고혈압 환자에게 있어 선택적으로 해 볼 수 있는 검사 중 하나다. 고혈압으로 인해 장기적으로 심장의 부담이 커지게 되면 이에 적응하기 위해 심장 벽이 두꺼워지는 경우가 있는데, 이는 '좌심실 비대'라는 소견으로 나타나게 된다. 좌심실 비대는 심장이 나빠질 위험성이 다소 큰 것을 의미하기 때문에 보다 철저한 혈압 조절을 포함한 적극적인 치료가 필요해진다. 그러나 역시 그 이상의 조치가 별도로 필요하거나 급박한 상황은 아니므로 치료 방침에 대하여 의사와 의논하면 될 일이지 괜한 불안감에 빠질 필요는 없다.

'모르는 게 약, 아는 게 병'인 상황은 심장 초음파 검사 후에도 종종 벌어진다. 심장에는 네 개의 판막이 있는데, 원래의 역할은 심장 박동 시에 피가 거꾸로 흐르지 않게 해 주는 것이다. 그런데 아주 소량의 폐쇄부전, 즉 판막이 닫혔을 때 피가 거꾸로 새는 현상이 흔히 관찰된다. 영상 기술이 워낙 정밀하게 향상된 덕분에 아주 사소한 소견까지도 눈에 보이다 보니 벌어지는 일이다. 그러나 한두 군데쯤에서 아주 경미한 판막 폐쇄부전이 있는 것은 건강한 사람에게서도 매우 흔한 일이고 아무 조치 없이 그냥 놔둔다고 해도 건강에 전혀 지장이 없다. 그러나 설명의 부족이었는지 의사소통의 문제였는지, 이 경미한 판막 폐쇄부전을 심장에 큰 문제가 있는 것으로 여겨서 계속 걱정을 하고, 심지어는 운동도 일부러 안 할 정도로 조심하면서 지내는 어처구니없는 일이 벌어지기도 한다. 이런 경우라면 정말 검사를 안 한 것만도 못한 상황이다.

문제는 환자가 불안감 때문에, 주변에서 들은 이야기 때문에, 다른 병원에서 했던 검사 결과 때문에 뭔가 자세한 검사를 더 했으면 좋겠다고 요구했을 때다. 의사로서는 꼭 필요치 않은 검사라고 설명하는 것이 쉽지 않은 경우가 꽤 있기 때문이다. 이 이상의 검사는 꼭 필요하지 않으니 하지 말라고 권하다 보면 심한 경우에는 환자의 요구를 외면하고 적당히 진료하는 불성실한 의사로 욕을 먹기까지 한다. 좋은 게 좋다는 식으로 대충 환자의 요구를 들어서 (아니, 거기에 조금 더 얹어서) 이런저런 고가의 검사를 시행하면 병원의 수입도 짭짤하게 올라가는 누이 좋고 매부 좋은 상황인데, 이 유혹을 뿌리치고 때로는 억울하게 욕까지 먹어 가면서 교과서적인 진료를 고수한다는 것은 여간한 소신이 아니고는 쉽지 않은 일이다.

반대로 다른 한편에서는 의사들이 오직 수익을 올리는 데 혈안이 되어 과잉 진료를 일삼는 돈벌레로 비난을 듣기도 한다는 점을 보면 제대로 의사 노릇해 먹기가 참으로 만만치 않다는 생각이 든다.

환자 입장에서는 어떤 경우에 어떤 검사가 필요한지 판단을 내리기가 결코 쉽지 않다. 이는 의사의 의학적인 조언 없이는 거의 불가능한데, 이런 세태에 과연 내 의사가 믿을 만한 의사인지부터 확신할 수 없는 경우가 대부분일 터라 참 난감한 일이다.

제도적인 보완이 분명 필요한 문제일 것이다. 과잉 진료를 조장할 수밖에 없는 구조인 현재의 행위별 수가제는 보완책이 필요하다고 본다.

| 명장면 다시 보기 | 검사나 치료를 더 많이 한다고 해서 건강해지는 것은 아니다. 필요한 검사와 꼭 필요치 않은 검사를 가려서 판단하는 지혜를 발휘하자. 물론 의사의 도움을 받아야겠지만.

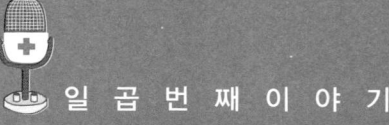 일곱번째이야기

> "혈압은
> 잊어버리세요."

> 51세 여자

약으로도 조절이 안돼요

대형 병원의 외래는 하나같이 도떼기시장이다. 북적대는 사람들, 예정된 시간보다 늦어지기 일쑤인 진료 일정, 그렇게 기다리고 기다려서 받는 진료는 초간단. 의사를 붙잡고 뭐라도 물어보려 할 참이면 그 바쁘게 돌아가는 분위기에 부담스럽기 짝이 없는데, 어떻게 해도 만족스러울 수가 없다. 어쩌다 진료가 잔뜩 밀리기 시작하기라도 하면 진료실 밖은 소란스러워지고 인내심의 한계에 도달한 환자들은 짜증에 신경이 예민해진다. 바글바글하게 몰려 있는 쪽방촌에 하나밖에 없는 공중화장실처럼 기다리는 줄이 늘어서고, 일 보러 들어간 앞사람이 조금이라도 꿈지럭거리는 기미가 있으면 바깥이 술렁거리기 시작한다. 그러다 누가 새치기라도 했다 하면 그 위태위태하던 분위기는 당장 폭발해 버리고 만다.

　이런 아수라장 속에서 의사들은 벨트 컨베이어 위로 지나가는 물건을 정신없이 조립하는 일꾼처럼 반복 작업을 한다. 환자의 말은 최대한 빨리 끊고, 빛의 속도로 판단을 내리고, 처방을 하고, 뭔가 다른 말을 꺼내고 싶어하는 환자의 입을 최대한 틀어막으며 신속하게 방 밖으로 몰아낸다. 그렇게 '능률적으로' 환자를 보는 것에 조금 신경을 놓다 보면 그 뒤로 환자들의 대기 시간은 차곡차곡 쌓여 가고, 결국 진료실 밖에서는 폭동의 불길한 기운이 감돈다.

　이게 소위 생명을 다룬다는 의사가 할 짓인가? 할 짓이건 아니건 현실이 그러하다. 환자들의 이야기를 정성껏 끝까지 들어주고, 궁금한 것이 더 남지 않을 때까지 자세히 설명해 주면서 진료했다가는 진료 시간이 엿가락처럼 늘어날 것이다. 그럼 볼 수 있는 환자의 수가 줄어들고, 병원의 수익이 떨어지게 된다. 환자의 말을 짧게 듣고, 설명은 최소한으로 하고, 많은 검사를 할수록 병원의 수익은 늘어난다.

　오늘도 의사는 환자들의 예약 시간을 맞추기 위해 최대한 능률적으로 신속하게 환자를 진료하고 있었다. 의사도, 환자도 기계가 아니라고, 사람이 사람을 만나서 문제를 해결하는데 그 시간을 어떻게 미리 정해 놓고 거기에 맞춘단 말이냐고 당연한 항변을 속으로 하기도 하지만, 잠시 방심하면 30분이고 한 시간이고 끝없이 지연되어 버릴 수도 있는 것이 외래 진료라, 한가로운 고민을 할 시간은 없다. 다행히도 오늘은 비교적 준수하게 시간 내에 환자들을 처리할 수 있었다. 지금까지는.

좀 통통한 아주머니가 진료실에 들어섰다. 혈압강하제 한 가지를 이미 몇 년째 복용하고 있는 환자인데 진료 기록에는 대체로 양호하게 혈압 조절이 되어 왔던 것으로 적혀 있었다. 환자의 얼굴을 힐끗 본 의사는 왠지 모를 불안감에 휩싸였다. 환자의 입은 굳게 닫혀 있고 입술 주위에 약간의 주름과 언뜻 파르르 떨리는 기색마저 보였다. 눈빛은 불안하게 흔들리고 있었고 양쪽 손가락은 불편스럽게 서로를 쥐어뜯듯 엉켜서 꿈틀거리고 있었다. 환자는 앉자마자 작게 한숨을 내쉬었다. 밖에서 측정하고 들어온 혈압을 본 의사는 그 정체 모를 불안감이 전혀 근거가 없는 것은 아닌 모양이라고 생각했다. 174/100mmHg. 이전에 120~130대 정도로 어렵지 않게 조절이 되었던 환자가 어째서 이럴까. 물론 혈압이라는 것이 순간순간 변할 수도 있는 것이라 일시적으로 높을 수도 있는 것이지만, 완연히 불편해 보이는 저 환자의 기색과 같이 생각해 본다면…….

"오늘 혈압이 다른 때보다 높네요? 댁에서도 측정을 해 보셨지요? 요새 대개 어느 정도……?"

"요즘 혈압이 높은 거 같아요. 별로 재 보지는 못했는데…….."

"네, 약은 꼬박꼬박 드시고 있는 거겠지요?"

"그럼요, 약은 먹죠."

"무슨 일 있으세요?"

의사가 던진 이 대수롭지 않은 한마디는 마치 터지기 직전의 화산에 던져진 한 개의 돌처럼 환자를 무너뜨렸다. 불편하게 앙다물었던 입술이 일그러지기 시작하고 환자의 눈에는 순식간에 눈물이 차올랐다. 가방끈을 붙잡은 손이 부들부들 떨렸다. 이윽고 눈물이 넘쳐나 뚝뚝 떨어지고 환자의 입에서는 참으려고 애써도 터져 나오는 울음소리가 새어 나왔다.

'어라, 이러면 안 되지. 이를 어쩌면 좋아.'

의사는 난감함에 미간을 찌푸리며 하릴없이 환자를 쳐다보고 있었다.

"너무 힘들어요, 너무……."

환자는 이제 아예 정신을 놔 버린 듯하였다. 의사는 어떻게든 상황을 수습하기 위해 어색하게 말을 붙여 보려 애썼다.

"자, 좀 진정하시고, 무슨 일이신데요?"

환자는 이제 아예 엉엉 소리 내서 우느라 말을 할 수 없는 지경이었다. 잠시 난처하게 보고 있던 의사는 옆에서 의사와 마찬가지로 안절부절못하고 있던 인선 씨를 눈짓으로 불렀다. 인선 씨는 조심스럽게 환자의 어깨를 잡으며 조용히 소곤거렸다.

"환자분, 저랑 잠시 나가셔서 좀 진정하신 후에 다시 들어오시죠."

환자는 잠시 멍한 얼굴로 인선 씨를 보더니 몸을 확 제쳐서 어깨에

엎어진 손을 떨어내며 눈물에 젖어 구겨진 얼굴로 의사를 쳐다보고 하소연을 토해 내기 시작했다.

"선생님, 어떻게 이럴 수가 있어요. 이럴 수는 없는 거예요. 어떻게……."

'내가 뭘!'이라고 의사는 생각했지만 반쯤 포기한 채로 그냥 물끄러미 환자를 쳐다보고 있었다.

'그럼 하고 싶은 얘기, 해 보세요. 아마 밖에선 기다리는 환자들로 폭동이 벌어질지도 모르지만.'

이런 의사의 생각을 읽기라도 했는지 환자는 눈물을 훔쳐 내더니 이야기를 시작했다.

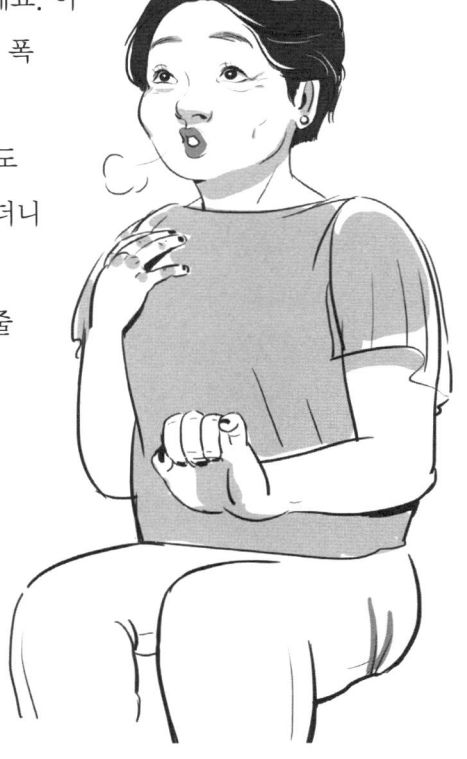

"저는요, 제가 무척 행복한 줄 알았어요. 아니, 행복했죠, 그만하면. 가정주부로 남편이랑 애들 뒷바라지하면서 사는 게 그냥 내 인생이라고 생각하면서. 근데, 그게 제 생각 뿐이지 사실은 아니더라고요. 다 소용없어요."

의사는 환자의 눈에 아주 짧은 순간 불이 확 이는 것을 눈치챘다.

"얼마 전부터 남편이 자꾸 늦게 들어오고, 안 가던 출장을 간다고 그러고, 저를 좀 피하는 것 같기도 하고. 근데 최근에 알게 되었어요. 남편이 바람을 피는 걸. 제 친구가 여자랑 둘이 있는 걸 목격했다고. 저는 첨엔 믿지를 못했어요. 그래서 뭐 증거를 잡거나 조사를 할 생각 같은 건 못 하고, 어느 날 늦게 들어왔길래 좀 따져 물었죠. 어디서 뭐 했냐고. 그러다 점점 감정이 상해 결국 싸움이 벌어졌는데, 나중엔 남편이 그냥 확 다 말해 버리더라고요. 여자 생겼다고."

생각만 해도 화가 치미는지 환자는 잠시 말을 못 하고 천장을 쳐다보면서 분을 삭이는 것 같았다.

"그래 가지고 저도 완전 정신이 나가서 막 소리 지르고 대들었죠. 그랬더니 이번엔 손찌검을 하더라고요."

의사는 그제서야 환자가 잘 보여 주지 않던 왼쪽 얼굴에 희미하고 푸르스름하게 난 멍 자국을 알아챌 수 있었다. 의사는 갑자기 '여성의 전화'처럼 상담이라도 해 줘야 하는 상황이 되었다는 생각을 하며, 하소연을 듣다가 엉망이 돼 버린 자신의 머릿속부터 좀 정리를 하려 애썼다.

"이런 꼴을 당하고 내가 같이 살아야 하나, 이혼을 해야 하나. 그냥 어디 가서 콱 죽어 버릴까. 온갖 생각이 다 들고, 정신은 하나도 없고, 병원 오는 날이라고 문자가 왔는데 사실 병원 올 정신은 아닌 것 같지만 약도 떨어졌고 해서 할 수 없이 왔죠. 와서 재 보니 혈압은 저 모양이고. 혈압은 또 어떡해요?"

의사야말로 어떻게 이 위기(?)를 벗어나야 할지 잠시 생각에 잠겼다. 한 환자의 꼬인 인생을 의사가 몇 마디 말로 풀어 줄 수 있을까? 그게 가당키나 한 소리인가?

"혈압은 잊어버리세요."

의사는 나직하게, 하지만 힘주어 말했다.

"지금 혈압이 뭐 어떻다고요. 이렇게 화나고 슬프고 비참한 마음인데 혈압이 안 올라갈 리가 있나요. 이러고도 혈압이 안 오르면 사람이 아니죠. 그건 지금 걱정거리도 아닙니다. 그냥 내버려 두세요. 높아지고 싶으면 높아지라죠, 뭐. 괜찮아요, 괜찮아."

너무 아무 말이나 되는 대로 내뱉는 것 아닌가 생각하면서도 의사는 무슨 말이든 할 수밖에 없었다.

"하세요, 이혼."

환자는 흠칫 놀라며 의사를 쳐다봤다. 부어서 작게 보였던 눈이 순식간에 커졌다.

"이렇게 말씀드리면 남의 얘기라고 그렇게 쉽게 말하냐고 화를 내시겠지요? 그럼 반대로 참으라 하면 어떨까요. 지금 내 심정이 어떤 줄 알고 그런 소리를 하냐고 그러시겠지요. 네, 저도 뭐라고 말씀드려야 할지 모르겠습니다. 저는 그냥 의사고요. 환자분은 고혈압 때문에 저에게 진료받던 환자신데, 제가 어떻게 갑자기 환자분 인생 문제를 해결해 드리겠어요? 다만……."

환자는 눈을 똥그랗게 뜨고 의사를 빤히 쳐다보고 있었다. 이번에는 환자가 잠시 할 말을 잊은 듯하였다.

"저는 환자분 혈압이 잘 조절되었으면 좋겠어요. 그게 제가 하는 일이잖아요. 그러니 어떻게든 잘 조절되게 만들어 드리고 싶습니다. 근데 이 문제는 혈압약 몇 알 드리는 걸로 해결될 문제는 아닌 것 같네요."

의사는 잠시 말을 끊고 눈을 깜박였다. 때로 말이란 것은 시작하기만 하면 처음에 생각하지도 못했던 방향으로 걷잡을 수 없이 흘러가 버리기도 한다. 내뱉어진 말이 스스로 생각이라도 있다는 듯이.

"환자분이 살아온 인생을 제가 다 알 수 없잖아요. 부부로 살면서 어떤 일들이 있었는지, 그동안 어떻게 살아왔고 어떤 좋은 기억이 있고 어떤 나쁜 기억이 있는지, 잘 모릅니다. 지금 잠시 얘기 듣고 그걸 다 안다고 그러면 웃기는 소리가 되겠죠. 그래서 뭐라고 얘기해야 할지는 사실 몰라요. 어떻게 그러고 사냐, 이혼해라, 또는 뭘 그런 걸 가지고 이혼까지 하냐, 다시 생각해 봐라. 글쎄요, 어떻게 해야 할지 저도 모르겠는데요, 한 가지 분명한 것은……."

다행히 환자는 이제 좀 마음이 진정된 것 같았다. 그런데 너무 경청하는 바람에 의사는 압박감을 느낄 지경이었다.

"그냥 참지는 마시라는 거예요. 남들이 뭐라고 생각하나, 뭐라고 그럴까. 그런 거 생각해서 그냥 참자고는 하지 마세요. 참는다는 건요, 잠시는 해도 평생은 못 하는 거거든요. 참지 못할 걸 참다가 병이 나시는 분들을 너무나 많이 봅니다. 참지 마시고, 하고 싶은 대로 하세요. 내가 지금 어떻게 하고 싶은지 생각해 보시고 그대로 하세요."

바보야, 무슨 소리를 하고 있는 거냐. 이런 어처구니없는 소리를. 환자는 의사를 뚫어져라 보고 있었다. 환자와 의사는 그렇게 바보 같은 멍한 표정으로 잠시 서로를 쳐다보고 있었다. 그걸 지금 말이라고 지껄이는 것이냐며 뺨이라도 치는 것 아닐까 의사는 잠시 생각했지만, 일단 환자와의 눈싸움을 멈출 수 없었다. 잠시의 정적을 깨면서 환자가 먼저 입을 열었다.

"그렇게 하면, 혈압 조절이 잘될까요?"

"아뇨. 잘 안될 겁니다. 한동안은."

"그러다가 보면 다시 좀 잘되는 쪽으로 갈 수도 있겠죠?"

"그럼요. 영원히 조절이 안될 리는 없죠. 어쨌거나 원래는 혈압 조절이 틀림없이 잘되고 있었잖습니까? 언젠가 다시 그렇게 돌아가겠죠. 그리 오래 걸리지 않을 수도 있을 거고요."

"그럼 혈압약 하나 더 처방해 주시면 안 돼요?"

"처방해 드리는 건 어려울 게 없는데, 지금 하나 더 드셨다고 당장 혈압 조절이 되진 않을 겁니다. 어차피……."

문제가 해결이 돼야 혈압도 조절이 되겠죠. 환자와 의사는 서로 생각이 통했다는 듯이 고개를 끄덕였다. 환자의 입가에는 씁쓸하지만 그래도 희미한 미소가 떠올랐다. 저 미소의 의미는 과연 무엇일까. 의사는 저 환자의 머릿속에 무슨 생각을 심어 준 것일까?

"약은 기존 약에다가 하나를 더 드릴 거고요, 4주 후에 뵙겠습니다."

. . .

"선생님, 아까 있잖아요, 진짜 죽는 줄 알았어요. 뒤에서 웃음 참느라고."

문제의 환자를 처리하느라고 진료가 상당히 지연되어 그 이후에는 의사와 인선 씨 모두 상당히 고생을 하였고 늦게서야 진료를 마무리할 수 있었다. 마지막 환자가 나가자마자 인선 씨는 참느라고 힘들었다는 듯이 의사를 붙잡고 수다를 떨기 시작했다.

"아니, 뭐가 웃겨. 아까 그 아주머니 땜에 얼마나 진땀 뺐다고."

"그렇죠. 근데요, 맨 마지막에 하신 말씀, 그거요."

인선 씨는 생각만해도 웃기다는 듯이 키득거렸다.

"뭐가 웃기다는 거야?"

"4주 후에 뵙겠습니다! 그거 〈사랑과 전쟁〉에 나오는 불후의 명대사잖아요."

의사는 인선 씨와 마주 보며 오랜만에 크게 웃었다. 그래, 오늘 드라마 한 편 찍었네.
"환자 밀려서 고생했겠네. 수고했어요."
"네, 선생님도 수고하셨습니다."
인선 씨의 씩씩한 목소리가 환자들이 썰물처럼 빠져나가 한산해진 복도까지 울려 퍼졌다.

...

진료 지연으로 대기 환자들의 폭동을 유발할 위기까지 몰고 갔던 그 환자는 4주 후가 아니라 석 달 뒤에 다시 진료실에 모습을 드러냈다. 진료실에 들어서는 순간 의사는 그때의 그 환자임을 기억해 냈지만, 다음 순간에는 과연 그 환자가 맞는지 의구심을 가져야 했다. 환자는 온화한 미소를 띤 밝은 얼굴이었다. 인생이 즐겁고 행복한 사람은 얼굴에서 빛이 나는 법이고 그 행복감은 보는 사람에게 전염되기도 한다. 3개월 전 불행과 시름 속에서 신음하던 모습은 온데간데없었다. 환자는 의사에게 생글생글 붙임성 있는 미소를 지으며 자리에 앉았다. 의사는 뭐라고 말을 시작해야 할지 얼른 생각이 나지 않았는데, 환자가 먼저 말문을 열었다.
"원래 올 날짜에서 좀 많이 지났죠? 제가 그동안 바빴거든요. 원래 먹던 약이 좀 남아 있어서 괜찮았고요. 지난번에 추가로 처방해 주신 약은 그냥 안 먹었어요. 혈압 조절이 잘돼서."

환자가 내민 수첩에는 최근 혈압을 스스로 측정해 본 기록이 있었다. 어느 모로 보나 그 이전처럼 혈압이 안정되게 조절되고 있는 게 틀림없어 보였다.

"네, 요즘은 혈압 조절이 잘되네요. 이런 정도면 원래 드시던 약만 그냥 드시면 되죠. 좋네요."

의사는 환자의 얼굴을 유심히 쳐다보았다. 그러자 궁금증이 미칠 지경으로 몰려들었다. 도대체 어떻게 된 것일까. 어떻게…… 물어볼까? 뭐라고 물어보나?

"네, 그럼 원래 약만 처방해 주세요."

"네, 그러죠."

의사는 물어볼 수가 없었다. 환자는 그 불륜 남편과 이혼한 것일까? 잘 드는 식칼로 생선 머리 쳐내듯 탁 쳐내고 훌훌 털어 새 인생을 시작한 것일까? 아니면 남편이 무릎 꿇고 싹싹 빈 것일까? 그러고는 착한 남편이 되어 여왕님을 떠받들고 사는 시종이라도 된 것일까? 그것도 아니면, 그냥 남편 일은 포기하고……? 혹시 맞바람이라도 피우고 있는 것일까? 의사는 궁금해 죽을 지경이었지만 뭐라고 물어볼 수가 없었다. 단 한마디, '무슨 일 있으셨나요?'를 무심코 던진 탓에 겪은 지난 난리통이 트라우마로 남은 것일까? 이번에는 물어봐도 괜찮지 않을까? 정말정말 궁금하기는 한데.

"감사합니다. 항상 잘 봐주셔서. 덕분에 혈압 조절이 아주 잘돼요."

무슨 일이 어떻게 벌어졌던 것이든 환자에게 행복한 일이 일어났다면, 의사가 불행해할 필요는 없을 것이다. 의사가 던졌던 한마디 말 때문일지 아니면 그냥 때가 되어 일어난 환자의 각성 때문일지는 알 수 없어도, 다 잘된 모양이다. 뭐가 잘된 것인지는 모르겠지만 말이다. 아마 지금 환자가 진료실을 나가고 나면 그 궁금증을 풀 기회는 영영 없겠지만, 어쩌랴. 그냥 즐거운 마음으로 보내는 수밖에. 세상만사, 대체로 약간 아쉬울 때 미련 없이 놔주는 것이 좋다.

"네, 약 처방은 그대로 해 드리고, 그럼 4주 후에 뵙겠습니다. 아니, 3개월 후에."

옆에서 인선 씨가 키득거리며 웃음을 참는 소리가 조그맣게 들렸다.

이번 이야기에서 배울 점

스트레스 잘 받는 성격일수록 혈압이 오른다

스트레스를 받으면 혈압은 오른다. 이것은 너무나도 당연한 이야기이고, 비단 고혈압 환자에게만 한정되는 것도 아니다. 만약 스트레스를 받을 만한 상황에서 혈압이 끄떡없다면 신선神仙 계열의 특이한 체질을 가진 사람이거나 고도의 수련을 통해 해탈의 경지에 이른 부처님 혹은 도사님일 것이다. 단지 혈압 문제만이 아니고 '스트레스가 만병의 근원이다.'라는 소리를 많이 하지만, 그 스트레스란 것이 도대체 무엇인지를 따지기 시작하면 말이 상당히 복잡해진다. 똑같은 상황에서도 스트레스를 받고 괴로워하는 사람도 있는가 하면 의연하게 대처하는 사람도 있다. 개인의 성격과 심리 상태에 따라 상당한 차이가 있다는 것인데, 이에 대해서 적지 않은 연구가 이루어져 왔다.

가장 고전적인 예가 소위 'A형 성격'이라고 하는 것이다. A형 성격이란 성취 지향적이고, 자신이 남들보다 더 앞서야만 하는 유형이다. 이런 성격이면 (능력만 좀 뒷받침이 되어 준다면) 직장에서 좋은 평가를 받을 가능성이 높기는 하나, 항상 시간에 쫓기고 남을 잘 믿지 못한다. 자기가 모든 것을 직접 해결해야 직성이 풀리며 능률이 떨어지거나 남들에 비해 처지는 것을 참지 못하기 때문에 스트레스를 더 많이 받게 된다. (이와 반대되는 성격을 B형 성격이라고 이야기한다.) A형 성격이면 심장병이 좀 더 많이 생긴다고 하여 한동안 이목을 끌기도 했다. 다른 연구에서는 별 차이 없더라는 결과가 나온 적도 있지만, 후속 연구를 통해 적개심(hostility), 즉 남을 못 믿고 깔보고 쉽게 미워하는 성향이 역시 좋지 않다는 주장이 꾸준히 나오고 있다.

최근에는 'D형 성격'이란 것도 등장했다. 알파벳 붙여서 말장난하는 것이 X세대, N세대 하는 것과 비슷한 느낌이 들기는 하지만, 이런 성격이 심장병에 걸리기 쉽다는 연구 결과들이 있으니 한번 살펴볼 필요는 있을 것 같다. D는 'distressed(괴로워하는)'의 약자다. 이들은 쉽게 부정적 또는 비관적인 쪽의 감정을 가지기 쉬우며 이런 부정적 감정, 즉 불안감, 분노, 좌절감, 우울함 등을 겉으로 표현하거나 남들에게 드러내지 못하는 성격이다. 어쩐지 우리 고유(?)의 정서와 일맥상통하는 것 같기도 하다. 가족 내에서 무시와 온갖 구박을 받으면서도 '너만 참으면 모두가 행복하다.'는 식의 억압을 받다가 화병을 얻었다는 둥, 어디서 많이 듣던 이야기 아닌가.

매우 헷갈리게도 D형 성격이 다른 의미로 사용되기도 하는데 이때의 D는 'dominant지배적인'의 약자다. 이는 말 그대로 우두머리 노릇을 해야 직성이 풀리는 성격을 뜻한다. 결정을 내리고 남을 이끄는 리더십에 충만한 적극적인 성격이니 어쩌면 이 사회가 칭찬하고 높이 평가하는 성격인 것도 같지만 그렇지 않다. 남의 말을 안 듣고, 소통과 타협보다는 혼자서 다 휘저으며 지배하려 들고, 그게 잘 안 되면 좌절하고 화를 내기 때문에 실제 사회생활에서 마주치게 되면 상당히 골치 아플 성격이다. 본인이 과연 행복할지도 의문스럽고.

이와 관련해 원숭이Cynomolgus monkey, 동남아 지역에서 흔히 볼 수 있는 종류 집단을 대상으로 실시된 유명한 실험이 있다. 서른 마리의 원숭이들을 다섯 마리씩 여섯 집단으로 나눴다. 세 집단은 구성원을 서로 계속 교체했고 다른 세 집단은 그대로 놔두었다. 이렇게 하면 구성원이 바뀌는 집단은 그때마다 서열과 관계를 새로 정립해야만 하므로 불안정한 사회가 되고 그렇지 않은 집단은 안정적인 사회가 된다.

원숭이들의 성격을 관찰해서 지배적인 성격과 순응하는 성격을 가진 개체를 구분하였다. 세월이 흐른 후 이들의 관상동맥심장에 혈액을 공급하는 혈관, 여기에 병이 생기면 협심증이나 심근경색 같은 허혈성 심장 질환이 생긴다.을 해부해 보니, 불안정한 집단에 소속된 지배적인 성격을 지닌 원숭이의 혈관 상태가 심한 동맥경화로 인해 가장 불량하였다. 사회 환경이 주는 스트레스 요인과 성격이 상호 작용하는 것을 보여 준 기념비적인 연구인 셈이다. 인간 사회가 이와 그리 다르지 않을 터이니 새겨 볼만한 결과인 듯하다.*

스트레스는 개인만의 문제가 아니다

스트레스를 개인의 성격 문제만으로 몰아갈 수는 없다. 모든 잘못을 개인에게 뒤집어씌우는 셈이 되기 때문이다. 스트레스를 주는 '환경'이라는 요인도 분명 중요하다. 환경적 스트레스 요인 중 가장 많이 거론되는 것은 역시 직무 관련 스트레스다. 이와 관련해 매우 다양한 모델이 존재하지만 실제 질병과 가장 관련성이 잘 입증되어 있는 것은 직무 부담-자율성 모델demand-control model이라고 불리는 모델이다. 바쁘고 힘든 일이면서 자율성이 없고 스스로 업무를 조정할 권한이 낮은 경우에 가장 스트레스가 크다는 것이 그 골자다. 공장에서 끝없이 단순 반복 작업을 되풀이하면서 마음대로 쉬지 못하고 일에 붙잡혀 있는 노동자가 스트레스를 많이 받는 전형적 집단으로 거론된다.

---

* J. R. Kaplan, S. B. Manuck, M. R. Adams, K. W. Weingand, T. B. Clarkson, "Inhibition of coronary atherosclerosis by propranolol in behaviorally predisposed monkeys fed an atherogenic diet", *Circulation* vol. 76, 1987, pp.1365-1372.

한편 일이 바쁘고 힘들더라도 스스로 업무의 수행 내용과 순서, 휴식 시간 등에 대해 자율권을 발휘할 수 있고 다양한 업무 능력을 키워 나갈 기회가 보장된다면 스트레스가 덜할 수 있다는 가능성을 제시하고 있다. 업무 스트레스라는 것이 불가피한 것이 아니라 직장 환경과 업무 구조를 개선함으로써 경감될 수 있다는 미래 지향적인 방향을 제시하고 있다.

한국의 장시간 노동은 세계적인 수준으로 큰 사회적 문제다. 살인적인 과로 끝에 세상을 하직하는 사람들이 심심치 않게 나올 정도이니, 과로사를 하지 않더라도 장시간 근무에 따르는 신체적인 또는 정신적인 악영향은 심각할 것이다. 열심히 일하는 것만이 중요할까. 쉬는 것, 노는 것도 분명히 중요한 것인데 세상은 일중독에 걸린 사람을 부지런하고 훌륭한 사람으로 칭송하고 있으니 참으로 문제다.

스트레스를 주는 요인은 직장뿐만 아니라 가정에도 있다. 앞서 나온 환자의 예와 같이 가정 내에서 벌어지는 다양한 사건들은 중요한 급·만성 스트레스 요인이 된다. 이는 특히 여성에게 더 큰 영향을 주는 것으로 알려져 있다.

이런 스트레스 요인에 의해 정신적·신체적 악영향을 받지 않을 수 있도록 도움을 주거나 혹은 반대로 더욱 상황을 악화시킬 수도 있는 것이 주변의 사회적 환경이다. 개인이 사회적으로 고립되어 있어 도움을 청할 곳이 없는 상황에 처하거나, 경제적으로 곤궁한 경우에는 이러한 스트레스 요인이 주는 악영향에 속절없이 무너져 버릴 수도 있다. 반대로 주변에서 개인적 혹은 제도적으로 든든히 지원받을 수 있다면 꿋꿋이 난관을 헤쳐 나가는 데 큰 도움이 될 것이다.

고혈압 환자에게 혈압은 본인이 스트레스를 얼마나 받았는지 보여 주는 지표가 되기도 한다. 혈압 조절이 잘되던 사람이 스트레스에 휘둘려 혈압이 엄청나게 상승하기도 하고, 어떤 사람은 현명하게 잘 극복해 내면서 그저 약간 상승하는 정도에 그치기도 한다. 거의 대부분의 경우에는 이러한 일시적인 혈압 변동에 대해서 당장 약을 증량하거나 추가하는 조치를 취할 필요가 없다. 일시적인 스트레스 요인에 의한 것이라면 상황 변동에 따라 혈압도 원래 수준으로 회복되는 것이 보통이기 때문이다.

물론 생활이 완전히 바뀌어 만성적으로 스트레스를 심하게 받는 상황이 되면 계속 혈압 조절에 어려움을 겪을 수 있고 약을 조정해야만 할 때도 일부 발생하겠지만, 이런 경우라면 의사와 의논해 보는 것이 먼저가 될 것이다.

| 명장면 다시 보기 | 스트레스를 받으면 혈압은 오른다. 혈압이 오른다고 스트레스를 더 받지는 말자. 이럴 때는 혈압약을 올리는 것이 능사가 아니다. 이 스트레스를 어떻게 헤쳐 나갈지 생각해 보자. 많은 경우 개인의 힘으로만 해결되는 것은 아니니 이 사회를 어떻게 바꿔 나가야 할지 다 같이 고민해 보자.

라이브진료실 : 고혈압 편

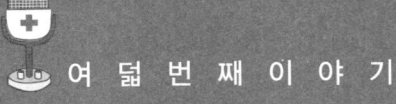 여덟 번째 이야기

"
간단해요.
매일 약을 드세요.
"

> 44세 남자

꼬박꼬박 약 먹기가 힘들어요

    말끔하게 정장을 차려입은 남자는 아마도 직장에서 잠시 틈을 내어 병원에 온 모양이었다. 진료가 지연되어 예약 시간보다 조금 늦게 진료실에 들어선 탓인지 시계를 힐끗 보는 모양새가 시간에 쫓기고 있는 듯 좀 초조해 보였다. 신경 써서 고른 듯한 세련된 색의 넥타이와 그리 싸구려로 보이지 않는 말쑥한 가죽 가방, 커프스 버튼, 넥타이핀, 고급 손목시계 등의 소품으로 볼 때 외모에 상당히 관심 있는 사람임에 틀림없었다. 그는 빨리 볼일을 보고 일어났으면 하는 듯한 초조함을 애써 억누르고 참을성 있게 의사가 먼저 입을 열기를 기다리는 것 같았다.

    "저에게는 처음 오셨네요. 어떻게 오셨습니까?"

"혈압 조절이 잘 안 돼서요."

"지금 약을 드시고 계신가요?"

환자는 '아, 참!' 하는 얼굴로 가방을 열고 서류 몇 장을 꺼냈다. 하나는 동네 병원에서 다소 형식적으로 써 보낸 진료 의뢰서로 '병명은 고혈압, F/Ex & Mx 바랍니다.'라고 휘갈겨져 있었다.* 의사는 나머지 서류들 쪽으로 눈을 옮겼다. 몇 장의 처방전들이었다. 5월 20일, 7월 28일, 11월 1일, 날짜 순서대로 처방전을 놓고 보니 약이 여러 번 바뀐 것을 알 수 있었다. 안지오텐신 수용체 차단제에서 시작해서, 칼슘 통로 차단제, 베타 차단제 순서로 처방이 되어 있었다. 각기 한 달씩의 처방이었다.

"약이 여러 번 바뀌었네요. 혈압 조절이 얼마나 잘 안되나요?"

"병원 갈 때마다 혈압을 재 보니 혈압이 높더라고요. 그래서 약을 자꾸 바꿔 주시는데 또다시 병원에 가 보면 여전히 혈압 조절이 안된다고 하는 거예요. 그래서 답답해서 이리로 와 본 거죠."

"그쪽 병원에서 가 보라고 하던가요?"

"네, 혈압 조절이 잘 안되니 큰 병원에 가 보라고 하더라고요. 뭐라더라, 원인을 좀 찾아봐야 한다고, 2차성 뭐라고."

---

* 'Further evaluation and management', 즉 '필요한 추가 검사와 조치를 해 주시기 바랍니다.'라는 내용으로 상급 병원에 진료 의뢰를 하거나 다른 의사에게 자문을 의뢰할 때 쓰는 상투적인 문구다. 의사들은 흔히 암호를 방불케 하는 (그리고 딱히 공인된 것도 아닌) 이런 약자들을 구사한다.

"2차성 고혈압이 의심된다고 하던가요?"

"네, 그랬던 것 같아요. 원인을 찾는 검사를 좀 해 봐야 한다고. 그런데 왜 혈압 조절이 안되는 거죠?"

"글쎄요. 다양한 원인이 있지요. 그런데 우선 혈압이 어느 정도인지를 알아야겠네요. 혈압을 스스로 재 보시진 않나요?"

"전자혈압계가 있긴 한데, 영 정확하지도 않은 것 같고 해서…… 가끔 재 보기는 하는데요."

"재 보면 어느 정도 나오나요?"

"글쎄, 어떤 때는 110에 70, 낮게 나오기도 하고, 높을 때는 150, 160도 나오고, 아주 대중없어요. 그래서 잘 모르겠고 해서 병원 왔을 때 재 보는데요."

의사는 평균 혈압을 정확히 파악하기 위해서는 자가 혈압 측정이 필요하고 중요하다는 것에 대해 길고 지루한 잔소리를 다시 늘어놓을 수밖에 없었다. 지겹도록 매일같이 반복되는 설명이다. 환자의 혈압을 측정한 후에 의사는 처방전을 만지작거리면서 환자를 관찰했다. 혈압은 154/100mmHg였다. 그는 여전히 '나 바쁜데, 얼른 좀 끝내 주지.' 하는 얼굴로 의사를 쳐다보고 있었다.

"병원에서 혈압을 재면 어느 정도 나왔었나요?"

"글쎄요, 모르겠어요. 그냥 조절이 잘 안된다고……. 저기요, 빨리 혈압약 처방해 주시면 안 되나요? 제가 좀 바쁜데."

의사는 빙긋 웃으며 뒤로 기댔다. 그렇게 쉽게 끝낼 수는 없다는 느긋한 얼굴이었다.

"그렇게는 안 되겠네요."

환자의 눈이 커졌다. 뭐야, 이 의사. 부아가 치미는 표정이었지만 뭐라고 대꾸해야 할지 말이 금방 떠오르지 않는 모양이었다.

"혈압 조절이 잘 안된다고 오신 거잖아요. 그럼 혈압이 잘 조절될 수 있는 방법을 찾아봐야지요."

"아니, 그럼 빨리 약을 처방해 주셔야죠."

"환자분은 병원에 오실 생각이 없는데 억지로 오셨지요? 아마도 부인께서 가 보라고 성화해서 어쩔 수 없이 오셨지 않았나 싶네요."

환자는 신경질이 확 나는 모양이었지만 애써 참는 낌새였다.

"그게 중요합니까? 근데 그런 건 어떻게 아셨나요?"

"별로 어려울 것 없는 얘긴데요. 지금 진료실에 들어서신 이후 계속 시계만 보면서 빨리 나가고 싶어하셨잖아요. 아마 일도 바쁘고 한데 억지로 시간 내서 잠깐 오신 거겠죠. 병원에 오기 싫은데 할 수 없이 오게 되었다면 누가 꼭 가 보라고 강권해서 그런 거 아니겠습니까. 결혼반지를 끼고 계시니 결혼은 하신 것 같고, 아마 손목시계도 결혼 예물 시계를 그냥 차고 다니시는 것 같기도 한데, 병원에 가 보라는 얘기는 아마도 부인께서 하셨겠죠."

"지금 그런 얘기하고 있을 시간이 없으니 저는 그만 가겠습니다. 아니, 이 병원은 도대체 어떻게 돼먹은 병원이야? 의사가 뭐 이래."

환자가 버럭 성을 내며 몸을 일으키려는 순간, 의사는 손을 쓱 쳐들어 환자의 얼굴 앞에 들이대며 환자를 막는 듯한 손짓을 하였다. 묘하게도 환자는 장풍에라도 맞은 듯 잠시 멈칫하더니 자리에 엉거주춤 주저앉았다. 의사는 환자를 들여다보며 또렷한 목소리로 힘주어 말했다.

"저는 환자분의 혈압이 조절되지 않는 이유를 압니다."

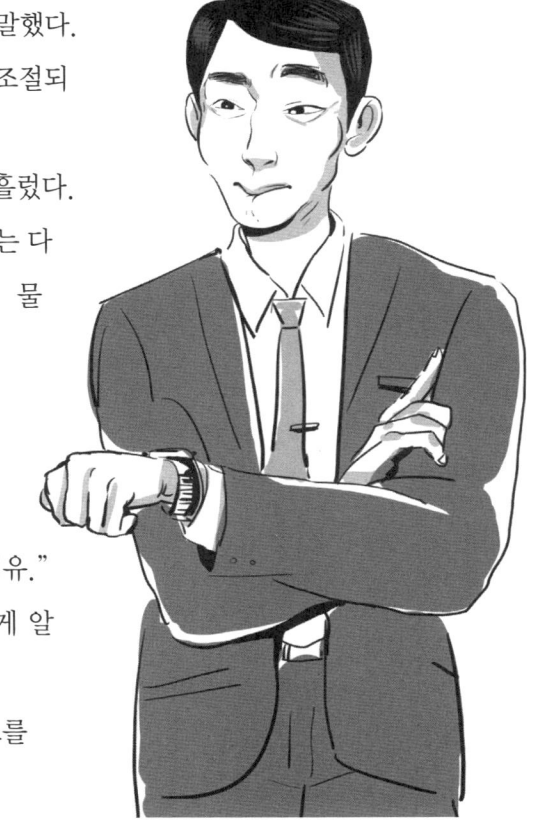

잠깐 어색한 침묵이 흘렀다. 얼빠진 표정을 짓던 환자는 다시 정신을 차린 듯 따져 물었다.

"도대체 그게 뭔데요?"
"아시잖아요."
"알긴 뭘요?"
"혈압 조절이 안되는 이유."
"아니, 그걸 제가 어떻게 알아요? 의사가 알아야지."
"정말로 모르세요? 모를 리가 없을 텐데요."

"이 양반이 왜 이래? 알긴 뭘 알아요, 내가?"

"약을 안 드셨잖아요."

다시 한번, 조금 더 긴 침묵이 흘렀다. 환자가 약간 맥이 풀린 소리로 먼저 입을 열었다.

"안 먹긴요. 먹었어요."

"전혀 안 드신 건 아니겠죠. 그냥 드시다 말다, 생각나면 먹고, 잊으면 안 먹고, 그러다 아예 안 먹고, 뭐 그런 식으로 하셨겠죠. 아닌가요? 정말 약을 처방된 대로 다 드셨나요? 하루도 빠짐없이?"

환자는 말문이 막혔다. 마침내 시계를 한 번 더 힐끗 본 환자는 체념한 듯 약간의 비꼬는 투를 섞어 우물거렸다.

"네, 좀 그랬죠. 근데 그건 또 어떻게 아셨어요? 아주 점쟁이시네."

"네, 저 원래 점쟁이에요. 근데, 사실은 점치는 책에 다 나와 있어요. 혈압 조절이 잘 안될 때 원인으로 생각할 것. 첫째, 환자가 약을 제대로 먹고 있나 확인하라."

환자는 작게 한숨을 내쉬었다. 의사는 때를 놓치지 않고 사냥개가 사냥감을 몰기라도 하듯 말을 이어 갔다.

"그렇다고 해서 모든 환자들이 약을 안 먹는다고 의심하는 건 물론 아니죠. 그런데 일단 환자분이 가져오신 처방전을 보면 다 한 달씩 약 처방이 되어 있는데, 처방전 날짜를 보면 한 달마다 병원에 가신 게 아니거든요. 결국 병원에 갈 날짜를 지키지 않은 거고, 따라서 약은 모자랐을 것이기 때문에, 설사 처방된 약을 다 먹었다 하더라도 약을 먹지 않은 날이 상당히 많은 셈인데, 이런 경우라면 처방된 약을 충실히 다 먹었을 거라고 단정하기도 어렵죠. 처방된 약도 매일 복용하지 않았을 가능성이 상당히 있을 겁니다."

환자는 완전히 풀이 죽은 표정이 되어 버렸다. 의사는 말을 그치지 않았다.

"게다가 병원에 오기 싫은데 억지로 왔고, 혈압 조절이 안된다고 오시긴 했지만 정말로 혈압 조절을 잘해야겠다고 생각하시는 것 같지도 않고……. 제가 지금 그냥 아무 약이나 처방해 드리면 그담엔 저절로 혈압 조절이 되겠습니까? 그럴 리는 없잖아요. 이런 상황에서, 빨리 처방이나 해 달라고 보채는 분이 약을 알아서 제대로 먹을 거라 생각하면 너무 경솔한 거죠. 사실, 이전 병원의 의사 선생님이 그냥 혈압을 재 보고 혈압이 높아서 혈압 조절이 안 된다, 그러니 큰 병원 가 봐라고 했다면……. 잘 모르겠습니다만, 오기로 한 날짜보다 훨씬 늦게 환자가 나타난 것만 봐도, 다른 병원에 가서 별도로 처방을 받지 않은 한 약을 제대로 먹지 않은 상태인 것이 확실한데, 그걸 지나쳤다면 상당히 경솔하거나 아니면 성의가 전혀 없는 거라고 봐야겠지요."

"그럼 저는 이제 어떻게 하나요?"

날카로운 표정이었던 의사는 환자를 물끄러미 보더니 상냥한 미소를 지었다.

"아주아주 간단해요. 매일 약을 드세요. 일단 그러고 나서 그담에 다시 보죠. 혹시 이전에 처방했던 약 중 남은 것이 있나요?"

"아니오. 남은 건 다 버리고 해서 없어요."

"네, 좋습니다. 그럼 새로 처방해 드리지요. 이전에 드셨던 혈압약 중에서 한두 번이라도 부작용이 있었던 약이 있었나요?"

"아니, 특별한 건 없었던 거 같아요. 부작용이 있을 수도 있나요?"

"부작용이 전혀 없는 약은 없지요. 하지만 미리 걱정하실 필요까진 없습니다. 좋은 약들이 많은 요즘에, 부작용이 흔히 있는 약이라면 혈압강하제로 사용하지도 않지요. 제가 어떤 혈압강하제를 처방해 드리고 다음번에 오셨을 때 무슨 부작용이 있었냐고 물어보면 열 명 중 아홉 명 이상은 부작용이 없다고 하거나 오히려 '부작용이 뭔데요?'라고 반문을 하죠. 이렇게 물어볼 정도라면 아무 일이 없었다는 뜻이니 문제가 없는 거죠. 약 효과가 충분치 않아서 교체하거나 추가하는 경우는 흔히 있어도 부작용 때문에 약을 변경해야 하는 경우는 많지 않으니 미리 걱정하지 마시고요, 혹시 잘 안 맞아서 부작용이 생긴다면 교체해 버리면 그만입니다."

"그래도 부작용이 뭔지 미리 알고 있어야 하지 않나요?"

"물론 자신이 먹고 있는 약에 대해서 환자가 잘 아는 것은 권장해야만 할 일이긴 한데, 가능한 부작용을 다 열거해 봐라 하면 무지 많거든요. 약 설명서를 읽어 보면 깨알 같은 글씨로 한 페이지 가득 써 있어요. 그걸 일일이 다 읽고 나면 아마 약 드시고 싶은 생각이 없어지실지 모릅니다. 어찌 보면 아는 게 병이지요. 그리고 그렇지 않아도 안 먹을 궁리만 하시는 분한테 약 부작용을 잔뜩 얘기해 드리고 나면 약을 드시겠어요?"

의사는 씩 웃으며 환자의 얼굴을 들여다보았고 환자는 맥 빠진 헛웃음을 웃었다. 의사는 환자를 다독이는 듯이 조근조근한 말투로 말을 이어 갔다.

"이런 정도로만 말씀드릴게요. 약을 새로 처방받아 복용하기 시작한 후 전에 없던 이상한 증상이 자꾸만 생긴다. 이런 상황이 되면 혹시 약의 부작용이 아닐까 생각을 해 봐야겠지요. 이런 경우라면 일단 약 복용을 중단하고 의사와 다시 의논하시면 되겠습니다. 약의 부작용 문제는 약을 교체하기만 하면 거의 항상 해결되는 문제이니 하여튼 미리 걱정하진 마세요."

환자는 고개를 끄덕였다.

"자, 그럼 한 달 치만 처방해 드립니다. 정확하게 매일 드시고요, 혈압 좀 재 보시고요, 담엔 날짜 지켜서 와 주셔야 합니다."

"네, 알았습니다."

환자는 고분고분 대답하였다.

· · ·

 다행히도 환자는 한 달 뒤 예약된 날짜를 어기지 않고 진료실에 나타났다. 의사는 반갑게 맞았다.
 "네, 오셨네요. 혈압은 어땠습니까?"
 "혈압 조절이 좀 되네요."
 "약은 잘 드셨고요?"
 "지난번에 하도 야단을 치셔서 요번엔 마음먹고 잘 먹어 봤어요. 그런데……."
 "그런데?"
 "약을 먹은 날은 혈압이 잘 내려가네요. 거의 110대에 70대도 나오고 보통 120이나 130대에 80 정도 되는데 대부분 아주 좋아요. 근데, 약 먹는 걸 자꾸 까먹게 되더라고요. 어떤 날은 약을 먹었는지 안 먹었는지 자꾸 잊게 되고. 제가 출장을 자주 가는데 이번에도 일주일간 외국에 나가느라 약을 챙겨 먹기 힘들데요."
 "약을 매일 챙겨 먹는다는 새로운 습관을 만드는 게 만만한 일은 아닐 수도 있지요. 약 드시는 시간이 언제죠?"
 "글쎄, 그게 대중이 없네요."
 "일단 약 먹는 시간을 고정시키세요. 꼭 몇 시에 맞추라는 뜻은 아니고요, 조금씩 차이가 나도 괜찮으니까 매일같이 일어나는 일상의 일 중 한 가지에 붙여서 약 먹는 시점을 정하시면 됩니다."

"아침 식후에 먹는 걸로 되어 있는데 그게 생각처럼 간단치 않더라고요."

"전통적으로 아침 식후 30분에 처방되는 경우가 많습니다만, 꼭 식후여야만 하는 것은 아닙니다. 바쁜 직장인들에게 식후 30분이란 직장으로 가는 지하철, 버스, 차 안일 수도 있는데 그때 맞춘다는 것은 현실적으로 말이 안 되지요. 그래서 저는 오히려 식전에 드시는 것을 권장해요. 제가 보기엔, 가장 잊지 않고 약을 챙겨 먹을 수 있는 시점은 아침 기상 직후입니다. 아침에 눈뜨면 가장 첫 번째로 하는 일이 혈압약을 먹는 것이 되도록 습관을 들이는 거죠."

"빈속에 먹으면 속 버리지 않습니까?"

"걱정 마시고 한번 해 보세요. 혈압강하제로 위장장애가 있는 경우는 별로 많지 않습니다. 평생 먹으라고 만든 약인데 먹는 사람마다 속이 안 좋다면 혈압강하제로 쓸 수가 없죠. 대부분 괜찮습니다. 그렇게 해 봤더니 혹시나 안 좋다면 그때 다시 생각해 봐도 될 겁니다."

"그렇게 하면 좀 덜 잊어버릴 것 같네요."

"하루 이틀 먹을 약이 아니기 때문에 가장 편한 방법으로 해야죠. 혹 다른 시간에 먹는 것이 편하다면 그렇게 해도 좋습니다. 단, 생각나면 먹는다는 식이면 자꾸 잊어버리기 마련이고요, 틀림없이 매일 벌어지는 일상에다 약 먹는 일을 붙여 놓는 것이 좋아요. 사람에 따라서는 저녁에 약을 먹는 것이 편하고 또는 조절이 더 잘되는 사람도 있어서 그렇게 하기도 합니다만, 우선 아침 기상 직후에 복용하는 걸로 해 보시지요."

"아침에 약을 먹었는지 안 먹었는지 가물가물하면 어떻게 할까요? 그냥 또 먹을까요?"

"혈압약을 한 번 더 먹었다고 심각한 부작용이 생기는 경우는 보통 많지 않아요. 하지만 자꾸 그렇게 해서는 아무래도 곤란하죠. 습관을 잘 들이면 엔간해선 잊는 일 없이 자동적으로 먹게 되니 그렇게 만드는 게 우선이고요. 그래도 자꾸 혼동이 된다면 약통을 따로 쓰시는 것도 좋습니다. 요일별로 칸이 나누어진 약통 있거든요. 거기다가 미리 약을 넣어 놓고 한 칸씩 꺼내 먹는 식으로 하면 혼동될 일이 없죠. 일주일에 한 번 약통을 정리해야 하겠습니다만."

"외국 출장 가면 약을 어떻게 해야 할지 참 애매하더라고요. 시차가 있거나 하면요."

"네, 좀 애매하죠. 기본 원칙은 원래의 습관을 유지해서 약 복용을 잊지 않도록 하는 겁니다. 그런데 한국 시간에 맞춰서 24시간 간격을 계속 유지하시려면 상당히 골치 아프고 헷갈리실 거예요. 그러니 원래 아침에 약을 먹었다면, 외국에 가서도 현지 시간으로 아침에 맞춰서 약을 복용하는 게 좋습니다. 그렇게 하려면 보통 한 번은 24시간보다 당겨서 복용하게 됩니다. 예를 들어 아침에 약을 먹고 저녁 비행기를 탄다면 비행기 안에서 약 먹은 후 24시간이 되겠죠. 그럼 비행기 안에서 약을 드시고 도착한 후에 다음 날부터는 현지 시간으로 아침에 드시는 걸로 하면 되죠. 대개는 한 번쯤 24시간 이전에 복용한다고 해서 큰 부작용이 날 가능성은 별로 없으니까요. 복용 간격이 24시간 이상으로 길어지는 것보다는 한 번쯤 조금 당겨서 드시는 게 대체로 무난할 겁니다. 일정에 따라 융통성을 좀 발휘하시면 됩니다. 물론 혈압 조절이 아주 여유 있게 잘되는 쪽이면 시간 간격을 24시간 이상으로 넓혀 복용하는 식으로 조정할 수도 있긴 하죠."

"네, 알겠습니다. 하여튼 앞으론 약 복용을 철저히 하도록 신경 쓰겠습니다. 지난번에 다녀간 후 선생님께 야단맞았다고 집사람한테 그랬더니 아주 고소해하더라고요. 거보라고, 내가 뭐랬냐면서. 근데 약을 챙겨 먹고 혈압 조절 잘하자 생각하니 그게 맘은 편하더군요."

환자는 쓴웃음을 지었다. 의사는 손사래를 쳤다.

"아, 야단치긴요. 애도 아니고 어른을 어떻게 야단치겠어요. 야단쳤다고 그러시면 제가 좀 민망하니까, 그만하시고 이제 얼른 가세요. 약 잘 챙겨 드시고 일도 열심히 하시고요."

이번 이야기에서 배울 점

환자들은 약을 잘 먹지 않는다

수많은 혈압강하제가 나와 있고 이를 이용해 거의 대부분의 경우 충분히 혈압을 조절할 수 있음에도 불구하고, 실제로 혈압 조절이 잘 되지 않는 경우가 많다. 여러 가지 이유가 있겠지만, 중요한 이유 중 하나는 환자들이 약을 처방대로 충실하게 복용하지 않는 경우가 꽤 있다는 것이다. 물론 이는 환자만의 책임은 아니다. 약 복용의 중요성이나 약을 잊지 않고 복용할 수 있는 방법을 충분히 지도하지 못한 의사를 비롯한 의료인들의 잘못도 있다.

실제 이런 문제는 얼마나 발생할까? 상당히 자주 생긴다는 것이 많은 연구들에서 찾아볼 수 있는 일관된 결론이다. 〈그림 5〉는 미국의 연구 결과로, 혈압강하제 복용을 시작한 지 1년이면 반수에 육박하는 사람들이 복약을 자의로 중단해 버린다는 사실을 알려 준다.

복용을 완전히 중단하지는 않고 계속 이어 가는 사람들 중에서도 복용이 충실히 이루어지지 않는 경우가 드물지 않다. 그중 일부는 거의 약을 먹지 않다시피 하기도 한다. 이런 상황이라면 혈압 조절이 제대로 될 리가 만무하다. 외국에서는 많이 밝혀져 있는 내용이지만 국내에서는 이에 대한 연구가 매우 드문데, 필자가 2005년도에 순환기

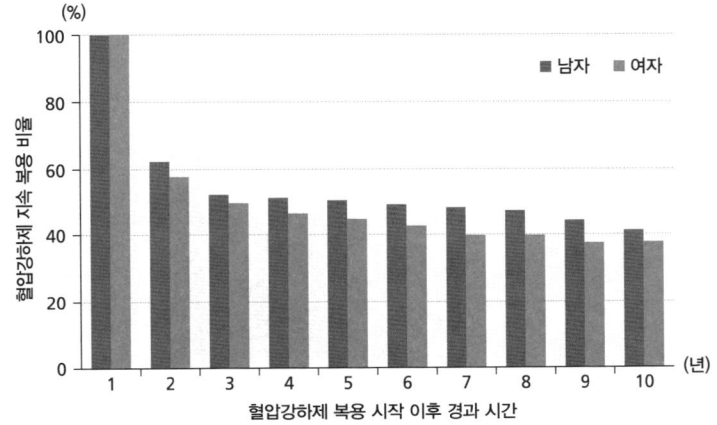

그림 5. 혈압강하제 복용을 지속하는 정도

혈압강하제 복용을 시작한 이후 1년 만에 거의 절반에 가까운 사람들이 자의로 약 복용을 중단해 버리고 있다.

출처: Boris L. G. Van Wijk, Olaf H. Klungel, Eibert R. Heerdink, Anthonius de Boer, "Rate and determinants of 10-year persistence with antihypertensive drugs", *Journal of Hypertension* vol. 23, 2005, pp.2101-2107.

학회 학술지에 발표한 졸저가 그 매우 드문 예 중의 하나이다.

〈그림 6〉에 나온 결과에 따르면 처방된 약의 80% 이상을 복용한 사람이 84%이니 비교적 양호해 보이지만, 처방된 약의 30~40% 정

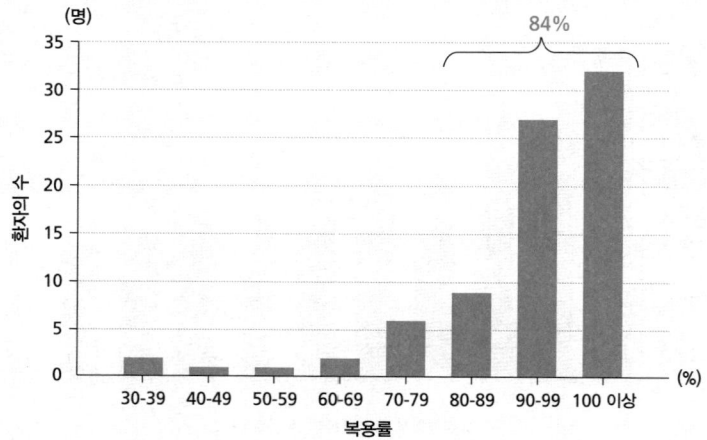

그림 6. 혈압강하제 복용 충실도에 대한 연구 결과

처방된 약의 80% 이상을 복용한 사람이 84%이나, 30~40% 수준의 매우 저조한 복용률을 보이는 경우도 무시할 수 없을 정도로 있음을 알 수 있다.

출처: J. Sung et al., "Study of Compliance to Antihypertensive Medication in Korean Hypertensive Patients Using Medication Event Monitoring System", *Korean Circulation Journal* vol. 35, 2005, pp.821-826.

도밖에 복용하지 않은 사람들도 무시할 수 없을 만큼 있다는 것을 알수 있다.

이런 상황이라면 혈압이 제대로 조절될 리가 없다. 이는 대학 병원급에서 하루 한 알의 혈압강하제를 복용하는 환자들을 대상으로 모니터한 결과인데, 복용 충실도가 비교적 높을 것으로 예상되는 집단을 대상으로 진행된 연구이므로 실제 상황은 이보다 좋지 못한 경우가 대부분일 것으로 보인다.

혈압강하제 복용 유형: 실제 사례

이러한 연구에서 환자들이 실제로 약을 먹는지 안 먹는지를 어떻게 조사할 수 있을까? 실제 임상에서는 환자들에게 잘 물어보는 도리밖에 없겠으나 연구를 할 때는 특별한 도구를 사용할 수 있다. MEMS Medication Event Monitoring System라고 불리는 도구로, 약병 뚜껑에 장치를 삽입하여 뚜껑이 열린 시간과 날짜를 기록하고 이를 컴퓨터로 전송하여 볼 수 있게 만든 장치이다. 필자가 이를 이용하여 연구했던 환자들 중에는 이들의 약 복용 실태를 적나라하게 보여 주는 예들이 있다.

〈그림 7-1〉은 약 복용을 거르지 않은 '모범 환자'의 예이다. 약을 두 번 복용한 날이 있을 정도인데, 아침에 약을 복용하고도 깜빡 잊은 채 오후에 다시 복용한 것으로 보인다. 이와 같은 환자들만 있다면 필자가 이런 이야기를 지루하게 늘어놓을 필요조차 없겠지만……

〈그림 7-2〉의 경우는 완전히 다르다. 그림의 역삼각형 표시는 약

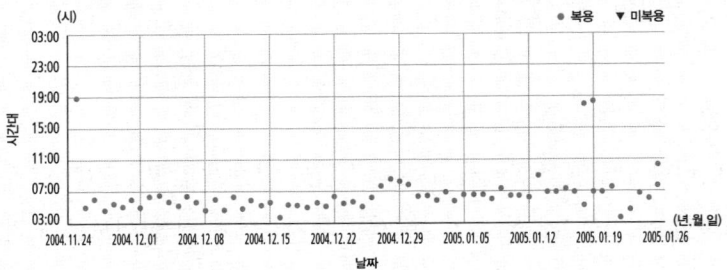

그림 7-1. 혈압강하제 복용 충실도 모니터링 결과(복용률 104.7%)

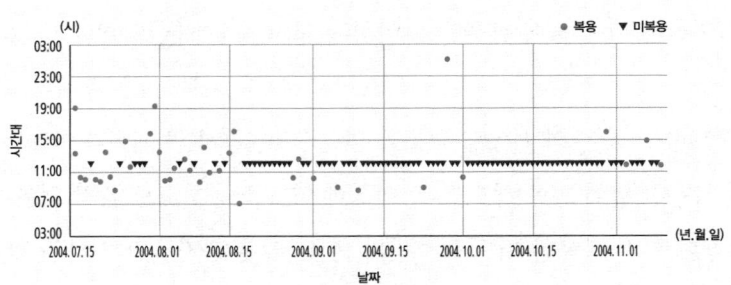

그림 7-2. 혈압강하제 복용 충실도 모니터링 결과(복용률 31.9%)

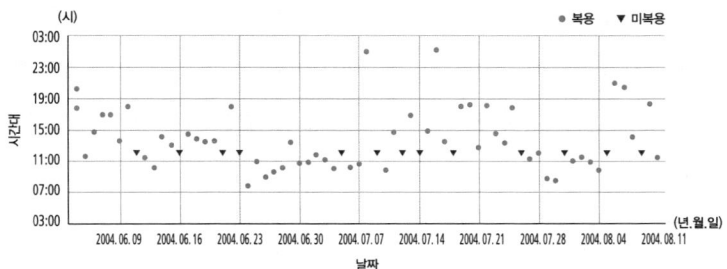

그림 7-3. 혈압강하제 복용 충실도 모니터링 결과(복용률 82.6%)

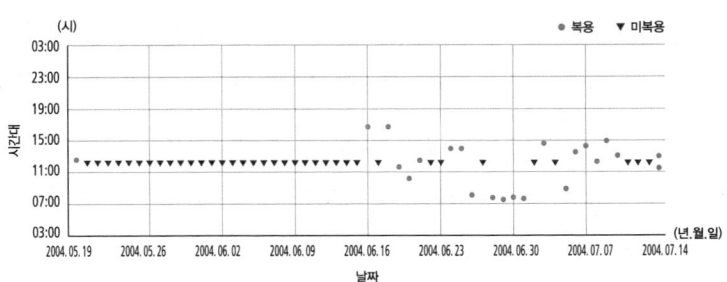

그림 7-4. 혈압강하제 복용 충실도 모니터링 결과(복용률 38.6%)

을 복용하지 않은 날을 의미한다. 복용률이 매우 저조해서 30%대에 불과하다. 이 환자는 무슨 이유인지는 모르겠으나 약을 복용하고 싶지 않은 생각이 강하다는 것을 짐작할 수 있다. 이런 환자들에게는 약 복용의 필요성에 대해서 잘 설득할 필요가 있으니 간단치 않은 상황이라고 보아야 할 것이다.

〈그림 7-3〉은 복용률이 그렇게까지 낮지는 않으며 개선의 여지가 있는 경우이다. 약에 대한 거부감이 있어 고의로 복용을 기피한다기보다는 그냥 자꾸 깜빡 잊어버리는 탓에 군데군데 복용을 거른 날이 있는 것이 아닐까 짐작된다. 〈그림 7-1〉의 모범 환자와 비교해 보면, 모범 환자는 약 복용 시간이 아침 시간대로 매우 일정하게 지켜지는 반면 〈그림 7-3〉에서는 복용 시간이 아침부터 저녁까지 제멋대로 바뀌고 있는 것을 볼 수 있다. 결국 약을 복용하는 것이 일상생활에 잘 통합되어 있지 못한, 즉 아직 습관화가 되지 못한 경우로 보인다. 이런 경우라면 적절한 약 복용 방법을 지도해 줌으로써 어렵지 않게 복용 충실도를 개선할 수 있지 않을까 생각된다.

〈그림 7-4〉는 〈그림 7-2〉와 비슷한 점이 보인다. 바로 복용률이

저조하고 약 복용에 대한 거부감이 엿보이는 경우다. 그런데 특이하게도 병원에 다녀간 후 한동안은 약을 먹지 않고 있다가 다음 병원 방문일이 가까워 오면서 차차 약을 복용하는 양상을 보인다. 심지어는 병원 방문 당일에는 약을 두 번 복용하기까지 하였다! 평상시에는 방탕한(?) 생활을 하다가 건강검진 날짜가 가까워 오면 갑자기 몸만들기에 돌입하는 사람들이 있는데 그와 비슷한 경우가 아닐까 생각한다.

충실한 약 복용을 위하여

환자들 복용 충실도를 높이기 위해서는 어떤 노력이 필요할까? 물론 의료인들이 관심을 가지고 환자들에게 약 복용의 필요성을 잘 교육하여 약에 대한 거부감을 없애 주는 것이 중요하겠으나, 우선적으로 신경 써야 할 것이 몇 가지있다.

첫째는 약 복용 시간이다. 위의 예에서 보다시피 고정된 복용 시간을 일단 정해 놓는 것이 좋다. 그냥 생각나면 먹는다는 식으로 애매하게 해 놓으면 자꾸 잊어버릴 수밖에 없을 것이다. 또한 혈압강하제는 꼭 식후에 복용해야만 하는 것이 아니다. 그러니 언제 복용하는 것이 가장 편한지, 잊어버리지 않고 챙겨 먹을 수 있는 시간이 언제인지를 우선 고려하여 환자 본인의 생활 패턴에 맞추는 것이 좋겠다. 필자는 아침 기상 직후에 첫 행동으로 혈압강하제를 복용하는 방법을 보편적으로 권하지만, 각자가 자신에게 편한 방법으로 정하면 된다. 약 복용 시점에 따라 흡수율 등에 약간의 차이가 날 수는 있으나 대체로는 약효에 크게 영향을 주는 수준은 아니므로 약 복용을 거르지 않는 데 초점을 맞춰야 한다.

둘째는 약의 개수다. 약의 개수가 많으면 많을수록 환자들의 심리적인 부담감은 커진다. 두 가지 또는 세 가지의 혈압강하제가 하나의 알약으로 합쳐진 복합제들이 다양하게 나와 있기 때문에 이런 약의 사용이 가능한 경우에는 이를 처방하여 약의 수를 줄이는 것도 도움이 된다. 실질적으로는 똑같은 처방인 셈이지만 약의 개수가 많은 것보다는 적은 것이 결과적으로 복용률을 향상시킨다는 연구 결과들이 있다. 같은 성분의 약들을 한 알로 만들어 먹느냐 또는 두 알로 나눠 먹느냐의 차이일 뿐이므로 사실은 '눈 가리고 아웅'이지만, 때로는 그 '눈 가리고 아웅'이 중요할 수 있다.

셋째는 약의 복용 횟수다. 오늘날 사용하는 대부분의 혈압강하제들은 하루 한 번만 복용해도 되게끔 이미 만들어져 있기 때문에 이는 그리 어렵지 않은 일이다. 정말로 꼭 필요한 경우가 아니라면 하루 한 번 복용하게끔 처방하는 것이 좋다. 약을 하루 한 번 먹는 것과 하루 두 번 먹는 것은 그 불편함에 큰 차이가 있다. 아침과 저녁으로 약을 나누어 복용하는 것이 혈압 조절이나 기타 의학적 이유로 필요한 경우가 아주 가끔 있기는 하지만 대체로는 하루 한 번 복용으로 충분하다.

넷째는 약 부작용에 대한 대처이다. 약과 전혀 관련 없는 증상을 약의 부작용으로 오해하는 경우가 왕왕 있어서 혈압강하제에 대한 거부감을 더 조장하게 되는 일이 드물지 않다. 부작용이 있을 경우 약을 교체하면 될 것이고, 약과 상관없는 증상이라면 의사가 확실하게 이를 정리해 주어 환자가 쓸데없는 거부감을 갖지 않도록 애써 주어야 한다.

시차가 있는 곳으로 여행할 때

생활 리듬의 변화에 따라 약 복용 시간을 맞추는 것이 필요한 경우가 종종 있다. 대표적인 것이 시차가 있는 곳으로 여행을 갈 때다. 물론 여행 갈 때 복용하던 약을 챙겨서 가는 것이야 기본이지만 복용 시간을 어떻게 해야 할지 고민하는 환자들이 종종 있는 것 같다. 그런데 필자는 어떤 교과서에서도 시차가 있는 곳으로 멀리 여행을 갈 때 약 복용을 어떻게 해야 할지에 대한 조언을 발견하지 못했다. 그뿐만 아니라 일반 대중을 대상으로 한 그 수많은 고혈압 관련 정보 서적에서도 이 문제가 다루어진 것을 본 일이 없다. 물론 정답이 따로 연구되어 있는 문제는 아니지만 필자의 경험을 토대로 조언을 드리고자 한다.

기본 원칙은 원래 복용하던 리듬을 최대한 무너뜨리지 않고 유지할 수 있게 하는 것이다. 원래 아침에 약을 복용하던 사람이라면 여행을 가서도 현지 시간 기준으로 아침 시간에 약을 복용하도록 전환해 주는 것이 나을 것이라 생각한다. 시차가 큰 유럽이나 미국 등지에 가서 한국 시간에 맞추어 24시간 복용 주기를 계속 유지한다는 것은 현실적으로 쉽지 않은 일이다. 현지 시간에 맞추는 쪽으로 전환하다 보면 딱 한 번 24시간 주기를 지키지 못하게 되는데, 이때 간격이 24시간 이상 벌어지는 것보다는 좀 당겨서 복용하여 24시간 이전에 약을 추가로 복용하도록 촘촘하게 복용 시점을 잡는 것이 좀 더 무난할 것이다.

한국에서 미국 로스앤젤레스를 가기 위해 오후 8시에 출발하는 비행기를 탄다고 가정해 보자. 비행시간이 약 11시간 정도이므로 거의 도착할 즈음이면 한국에서 혈압강하제를 복용한 지 24시간 정도가 되는데, 이때 약을 복용한다. 도착하면 현지 시간으로는 오후 3시경이 된다. 다음 약 복용은 현지 시간으로 다음 날 아침에 하면 된다. 여행을 떠난 후 두 번째 약 복용을 24시간보다 좀 당겨서 15~16시간 만에 하게 되는 셈인데, 이 정도라면 큰 문제는 없다.

또 다른 예를 보자. 한국에서 아침 9시 반 비행기를 타고 프랑스 파리로 간다면 비행시간은 12시간 정도이고 도착하면 현지 시간으로 오후 2시 반경이 된다. 아마 저녁에 숙소로 들어갈 때쯤이면 한국에서 혈압강하제를 복용한 지 대략 20시간 정도 될 텐데, 그냥 취침하고 현지 시간으로 다음 날 아침에 약을 복용할 수 있겠다. 이렇게 하면 24시간보다 좀 지나서 약을 복용하는 셈인데, 평상시 혈압 조절이 잘되는 편이었다면 취침 동안에는 일반적으로 혈압이 별로 오르지 않으므로 큰 무리는 없을 것이다.

그러나 여정의 피로 등으로 인해 혈압이 오를 것으로 예상된다면, 비행기 도착쯤에 맞춰서 약을 한 번 먹고 현지 시간으로 그 다음 날 아침에 약을 먹는 것으로 하는 등 조금 더 촘촘히 복용하는 것이 적절할 수도 있겠다.

내친 김에 한국으로 돌아올 때의 상황도 생각해 보자. 미국 뉴욕에서 새벽 0시 50분 비행기를 타고 한국에 내리면 새벽 5시경이고 비행시간은 14시간 20분가량이다. 촘촘하게 약 복용을 하는 쪽으로 계획을 잡는다면 비행기가 출발하자마자 한 번 약을 복용할 수 있다. 미국에서 아침에 약을 복용한 지 대략 17~18시간 정도 만에 복용한 셈이다. 한국에 도착한 후 공항에서 집까지 온 다음에 다시 약을 복용한다면 이번에는 15~16시간 만에 한 번 더 복용한 셈이 될 것이다. 이상의 예들을 참고하여 개인의 일정에 따라 약을 어떻게 복용할지 미리 계획을 세우면 큰 차질 없이 약 복용을 계속 이어 나갈 수 있다.

밤에 일하고 낮에 주무시는 분들, 또 교대 근무 때문에 근무 일정이 바뀌는 분들에게도 비슷한 고민이 있을 수 있다. 꾸준히 밤에 일하고 낮에 자는 패턴이라면 밤에 일하러 나가기 전 약을 복용하는 것이 대체로 무난하다. 혈압은 낮에 활동하는 도중에 상대적으로 높아지고 변동 폭도 심해지는 편이며 잠을 자면 낮아지는 경향이 있다.

따라서 활동하는 시간대에 약이 충분히 작용하도록 해 주는 것이 합리적이다. 혈압강하제는 효과가 24시간 유지되도록 설계되어 있기는 하나 아무래도 24시간의 끝 쪽으로 갈수록 그 혈중 농도가 낮아지게 되니 효과도 감소할 가능성이 상당히 있다. 따라서 야간에 일을 한다면 일하러 나가기 전에 복용해서 밤 동안에 충분한 작용이 일어나도록 해야 하겠다.

돌아가면서 야간 근무를 해야 하는 분들은 여행으로 시차가 생기는 것과 비슷한 상황을 반복적으로 겪게 된다. 중간에 복용 시점을 전환시켜 줘야 하는 때가 주기적으로 오는 것이다. 이때 복용 주기가 36시간으로 길어지는 것보다는 주야간 근무가 교차할 때 한 번 12시간 간격으로 당겨 복용해 주는 것이 더 무난하다. 여담이지만, 주야간 근무가 계속 변경되어 생체 리듬이 바뀌는 조건에서 오래 일하는 것은 건강에 좋지 않은 영향을 주는 것으로 알려져 있다.

| 명장면 다시 보기 | 아무리 좋은 약이 있다 한들 내 입으로 들어가지 않는다면 무슨 소용이 있겠는가. 충실한 복용 없이는 혈압 조절도 없다. 문제가 있다면 의사와 의논하여 해결해 가면서 확실하게 처방대로 복용할 것.

아홉 번째 이야기

"
줄여도 되는 게 아니라
줄여야만 하겠네요.
"

> 80세 여자

혈압약을 줄여도 되나요?

 의사는 환자의 진료 기록을 보고 긴장하기 시작했다. 오랫동안 혈압강하제 세 가지를 먹으면서 혈압이 큰 문제없이 조절되어 왔던 환자. 그런데 이제는 혈압이 문제가 아닌 모양이다. 고령의 환자를 보다 보면 흔히 겪는 일이다.
 환자는 두 달 전 위암 진단을 받았다. 암 치료법에도 많은 변화와 발전이 있었다. 많은 수의 환자들이 치료를 받고 완치되기도 하고 또 완치까지는 아니더라도 생명을 상당히 연장하기도 한다. 하지만 사람이란 언젠가는 죽기 마련 아닌가. 아무리 발달된 의술이라 한들 사람을 영원히 살게 만들 수는 없는 법이다. 이 환자가 그런 예인 듯하다. 아니, 사실은 특별한 일이 아니다. 우리나라에서 한 해에 사망하는 사람의 약 27%는 암으로 사망한다.*

한 달 전에 속이 더부룩한 증상이 계속되어 내시경 검사를 했고, 위암 진단을 받았다. 주변 림프절과 간까지 전이되어 말기에 해당하는 상태로 수술을 하든 치료를 하든 완치를 기대하기는 좀 어려운 상황이었다. 항암 약물치료는 환자가 원하지 않아서 하지 않기로 했다고 기록되어 있었다.

의사는 오래전 내과 전공의 시절에 보았던 위암 환자가 문득 생각났다. 중년의 남자 환자가 입원하여 위암 말기 진단을 받았다. 어느 날 그가 의사에게 와서는 대화를 하고 싶다고 청하였다. 환자의 가족들이 원하지 않아 그때까지 그는 자신의 진단에 대해 아무런 설명도 듣지 못한 상태였다. 환자는 자리에 앉아 의사에게 진지한 얼굴로 본인의 병에 대해 정확히 알고 싶다고 하였다. 이런 상황에서까지 거짓말을 할 수는 없다고 판단한 의사는 환자에게 그의 상태에 대해 있는 그대로 설명해 주었다. 환자는 의외로 담담하게 듣고 사실대로 말해주어 고맙다는 인사까지 하고 병실로 돌아갔다. 아무도 이야기해 주지 않았다고는 하지만 환자는 이미 병이 심상치 않은 상태임을 대략 눈치채고 있었을 것이다. 문제는 그날 저녁 가족들이 찾아와 환자가

---

* 2013년 모든 암으로 인한 사망률은 10만 명당 151.5명이었다. 같은 해 전체 사망률은 10만 명당 526.6명. [출처: 통계청, 사망 원인 통계, 국가통계포털(kosis.kr/statisticsList/statisticsList_01List.jsp?vwcd=MT_ZTITLE&parmTabId=M_01_01#SubCont) 사망원인별 사망자수 및 사망률.]

모든 것을 알고 있음을 발견한 뒤였다. 가족들이 의사에게 몰려와 거세게 항의하기 시작한 것이다. 의사는 본인이 자신의 병에 대해 알아야겠다고 하는 상황에서 어떻게 거짓말을 하느냐고 항변했지만 가족들의 분노는 가라앉지 않았다.

  의사는 지금도 자신이 잘못한 일은 분명 아니었다고 스스로 믿고 있었다. 그 당시에는 TV 드라마에서 말기 암 등으로 시한부 인생을 선고받은 주인공과 그것을 애써 감추려고 노력하는 가족들 사이의 갈등을 통해 눈물을 짜내려는 통속적 설정이 흔히 등장하고 있었다. 심지어 초등학교에서 아이들에게 '거짓말은 나쁘다. 하지만 어쩔 수 없는 선의의 거짓말도 있다.'는 예로 중병에 걸린 환자에게 병을 숨기는 것을 들 정도였다. 환자 본인이 병의 절망적인 상태에 대해 알게 되면 희망을 꺾게 되어 더욱 상태를 나쁘게 만들 것이라는 믿음도 일반적이었다. 하지만 의사는 그때부터도 절망적인 상황이라고 해서 진단을 숨기는 것은 결코 '하얀 거짓말'이 아니라는 생각을 가지고 있었다. 만약 자신이 그런 중병에 걸려 있는데 주변에서 사실을 숨기고 있었다면 나중에 엄청나게 화가 날 것이라는 생각이 들었기 때문이었다.

  최근에는 인식이 많이 바뀐 것 같다. 실제로 암 환자들에게 설문 조사를 해 보아도 대다수가 자신의 상태를 정확히 알기를 원한다는 결과가 나오고 있다.[**] 이제는 TV 드라마에서도 말기 암 환자에게 병명을 감추려고 애쓰는 안타까운 상황이 별로 등장하지 않을 정도로 구태의연한 설정이 되어 버린 듯하다.

 다행히도 이 환자는 이미 자신의 병에 대해서 충분히 알고 있는 모양으로 '병식病識 있음'이라는 문구를 의무 기록에서 찾을 수 있었다. 어쨌거나 뭐라 말을 꺼내야 할지는 좀 껄끄러운 상황이다. 의사가 먼저 조심스럽게 입을 뗴었다.

 "요즘 여러 가지로 힘드시지요?"

 "아녜요. 뭐 그럭저럭 괜찮아요."

 환자는 미소를 지어 보였다. 결코 쉽지는 않았겠지만 어느 정도는 마음의 정리가 된 것인지, 최소한 겉보기로는 평온해 보였다. 하지만 의사가 보기에는 환자의 전신 상태가 썩 좋아 보이지는 않았다. 수척한 얼굴에 병색이 완연하다. 진료실에 들어오기 전에 측정한 체중을 비교해 보니 몇 개월 전보다 거의 8kg이 빠져 있는 상태였다. 원래는 그리 마른 편이 아니었던 체격이 이제는 왜소해 보였다.

 "혹시 어지럽지는 않습니까?"

 의사가 물어보자 환자는 씁쓸한 표정을 지었다.

 "네, 요즘 어지럽고 기운이 없고 그렇더라고요. 뭐, 병이 그런데 몸

** 암 환자 200명에 대한 설문 조사 결과 88.2%가 암 진단을 환자에게 알리는 것에 찬성한다고 답하였으며, 11.8%는 '상황에 따라'라고 답했고, '반대'는 한 명도 없었다. 이들 중 89.7%는 진단을 '즉시' 알려 주기를 원하였다. (출처: 전인희·박경숙, 〈암 진단 고지에 대한 암 환자의 인식〉, 대한종양간호학회 제13권 제2호, 2013, 59-66쪽.)

상태가 온전하겠어요."

"앉았다 일어날 때 핑 돌고 그러지 않나요?"

"네, 좀 그렇더라고요."

"혈압은 어떻습니까? 댁에서 재 보시나요?"

"네, 재 봤더니 전보다 낮더라고요. 100도 안 나오는 경우도 있고……."

의사는 이전의 기록을 다시 훑어보았다. 보통 환자의 혈압은 130/60대 수준이었던 것으로 기록되어 있었다.

"체중이 많이 빠지셔서 혈압이 낮아진 모양이네요. 혈압강하제를 좀 줄이는 게 좋겠습니다."

"아, 혈압약을 줄여도 되나요?"

"보통은 아니지만, 지금 체중이 꽤 차이가 나면서 혈압이 낮아진 거니까요. 그리고 지금 혈압이 낮아져서 어지럽고 힘든 상황일 가능성이 많아 보이니, 줄여도 되는 게 아니라 줄여야만 하겠네요."

"아, 그럼 어지럽고 힘든 게 암 때문이 아니라 혈압 때문인가요?"

"체중이 빠진 게 암 때문이라고 봐야 할 테니, 결국 관련 있는 거겠지만 혈압이 낮아지면서 어지러울 가능성이 많아 보이네요. 하여간에 혈압이 낮아서 어지러운 거라면 약을 좀 줄여서 혈압이 조금 올라가게 해 줄 경우 훨씬 나아지는 일이 많거든요."

"아, 그런가요."

"이렇게 하세요. 오늘 제가 처방을 새로 해 드릴 텐데 원래 약에서 한 가지를 뺄 겁니다. 두 가지만 드릴 텐데요. 일단 한두 주일 드셔 보시고 계속 혈압이 낮으면 한 가지를 더 빼세요. 지금 평균 100대 정도의 혈압이라면 거의 30 정도 올라가도 문제없을 만큼 여유가 있기 때문에, 약을 더 빼도 될 가능성이 많습니다. 특히 어지럽고 힘든 증상이 계속되신다면 약을 더 빼세요."

의사는 환자가 먹고 있는 약 이름과 모양을 가르쳐 주고 어느 약을 뺄 것인지를 알려 주었다.

"아, 근데 제가 혈압을 재 보면 아래 혈압이 아주 낮게 나와요. 얘기 들어 보니 그게 안 좋은 거라고 하던데……. 위아래 혈압이 많이 벌어지는 게요."

"요즘 아래 혈압은 어느 정도가 나오나요?"

"위 혈압이 100이면 아래 혈압은 한 50이고, 위 혈압이 100 밑으로 나올 때는 더 낮게 나와요. 40도 나오고."

"이전에 지금보다 혈압이 조금 더 높았을 때도 아래 혈압이 60대 정도로 낮았습니다. 아래위 차이가 원래 많이 나는 편이었지요. 요새 그렇게 된 게 아니라 원래 좀 그랬었다는 거죠."

"근데, 그게 왜 그런 거죠?"

"특별한 일은 아니고요, 연세가 높은 고혈압 환자일수록 아래위 혈압 차이가 많이 나는 일이 아주 흔해요. 위의 혈압만 높고 아래 혈압은 별로 높지 않거나 오히려 낮은 편이 되는 거죠. 나이가 비교적 젊을 때는 아래 혈압이 높았던 사람도 나이를 먹으면서 그렇게 되는 일이 많습니다. 이걸 두고 의학 용어로는 '맥압'이 커졌다고 표현하는데, 수축기와 확장기 혈압 차이가 많이 난다는 뜻입니다. 그렇게 되는 원인은 혈관이 점차 딱딱해지기 때문인데요. 고혈압이 아닌 사람도 나이를 먹으면서 동맥벽이 딱딱해지는 혈관 변화가 생기거든요. 이런 변화가 생기면 아래위 혈압 차이가 커지게 됩니다."

"그러니까 좋은 건 아니네요?"

"좋은 건 아니겠지만, 교정을 할 방법이 없어요. 혈압강하제를 쓰면 혈압이 낮아지기는 하지만, 동맥의 탄력성이 근본적으로 회복되는 게 아니기 때문에 아래위 차이가 확 줄어들지는 않지요. 아래 혈압이 너무 낮지 않은 선에서 혈압을 조절하면 됩니다."

"그럼 어떻게 해야 하나요?"

"뭐, 걱정하실 거리는 아니라고 생각하고요, 지금 혈압강하제를 좀 줄일 거니까, 줄이다 보면 아래위 혈압 양쪽 모두 좀 올라갈 겁니다. 그럼 되죠."

"그 딱딱한 혈관에 좋은 건 뭐예요, 그럼?"

"혈관이 딱딱해진 건, 어찌 말하면 세월의 흔적이라고 볼 수 있습니다. 그 딱딱하고 탄력을 잃은 혈관이 도로 말랑말랑해질 수 있다면, 그건 바로 '회춘'하는 거지요. 나이를 거꾸로 잡수시는 셈이 됩니다. 현실적으론 아무래도 좀 어렵겠지요."

의사는 살짝 미소를 지으며 환자를 다독이는 눈길로 쳐다보았다. 솔직히 말하자면 환자분은 그런 거 걱정하실 상황은 전혀 아니지요. 의사는 속으로 그 말을 삼키고, 계속 이야기를 이어 갔다.

"요즘 거의 한 달에 한 번 병원에 오시나 봅니다. 약은 제가 말씀드린 대로 줄여 보시고 한 달 뒤에 종양 내과 쪽으로 오실 때 같은 날짜에 뵙도록 하지요."

"네. 그럼, 잘 살펴 줘서 정말 고마워요."

환자는 일어나면서 의사의 손을 한번 꼭 쥐고 나서는 힘없는 걸음을 옮겼다. 의사는 마음이 썩 편하지는 않았다. 사소한 친절에 고마워하는 것은 삶이 얼마 남지 않은 환자가 마음을 정리했다는 표시일 수 있다는 것을 경험을 통해 알고 있기 때문이었다.

· · ·

한 달 뒤 다시 진료실에 들어선 환자는 더 쇠약해진 모습이었다. 환자는 악액질惡液質, cachexia이라는 발음하기도 어려운 의학 용어로 표현하기도 하는 그런 모습을 보이고 있었다. 말기 암 환자 중에서는 식욕 부진, 체중 감소, 영양 불균형, 근육 위축 등으로 인해 피골이 상접한 모습으로 바뀌는 경우가 흔히 있다. 심지어는 식사를 충분히 한다 해도 체중이 자꾸 빠지고 영양실조 상태인 것처럼 되기도 한다. 이 정도면 환자에게 남은 시간이 얼마 없을 것임을 의사가 아니라도 쉽게 짐작할 수 있는 상황이다.

"혈압은 좀 어땠나요?"

의사는 이런 상황에서 혈압이 어떤지를 따지는 것이 적절한가에 대해서 좀 확신이 없었지만, 달리 환자에게 말을 붙일 마땅한 화제거리를 찾지 못하였다. 지금 상황이면 다른 모든 것이 괜찮지 않을 테고, 사실 환자가 가진 문제 중에서 혈압 문제는 가장 사소한 것일 가능성이 많다.

"계속 혈압이 낮아서요, 가르쳐 주신 대로 약을 하나 더 뺐는데요, 그래도 혈압이 낮더라고요. 그래서 2주일 전부터 혈압약을 아예 안 먹었는데도 혈압이 그리 높지 않네요."

"좀 재 보셨나요? 어느 정도 되는지요?"

"집에서요? 네, 보통 110이나 120대 정도 돼요."

"네, 그럼 전보다는 조금 올라간 거네요. 어지럽고 기운 없다고 하셨는데 좀 어떠신지요?"

환자는 잠시 생각을 하는 듯하였다.

"글쎄, 워낙 지금 기운이 없고 힘들어서 잘 모르겠네요."

"앉았다 일어날 때라든지, 누웠다가 일어날 때 어지러운 것은 어떤가요?"

"그건 별로 없는 것 같아요."

"앉았다가 일어날 때처럼 주로 자세를 바꿀 때 생기는 어지럼증은 보통 기립성 저혈압이 원인입니다. 대체로는 잠시 눈앞이 깜깜해지거나 아찔한 느낌이 들게 되는데, 자세 변동 시에 하체로 피가 몰려서 그렇게 되거든요. 건강한 사람에게도 가끔 있을 수 있지만, 혈압이 너무 낮은 쪽으로 가 있을 때 좀 더 잘 생기지요. 그리고 연세가 높은 분일수록 좀 더 잘 생기는 편이고요. 제대로 못 먹거나 땀을 많이 흘리거나 해서 탈수가 되어 있을 때, 사우나를 한 후나 술기운이 있을 때처럼 혈관이 확장되어 있을 경우에도 잘 나타나고요. 환자분의 경우는 체중이 너무 빠지면서 혈압이 낮은 쪽으로 가다 보니 기립성 저혈압이 자주 생겼던 것인데 약을 줄여서 혈압이 다소 오르니 그게 사라진 거지요."

"지금 그러니까 혈압이 좀 오른 건가요?"

"재 보면 아시지 않습니까? 지난번에는 100대 정도, 그리고 그 이하도 많이 나왔었다고 하셨었고 이번엔 주로 110, 120대라면 지난번보다는 좀 올라간 셈이지요."

"그랬나요? 워낙 정신이 없다 보니……. 그럼 이젠 어떻게 하죠?"

"남은 약이 좀 있지요? 그냥 가지고 계시고요, 혈압약은 드시지 말고 그냥 지켜보세요. 혹 혈압이 140 이상이 되거나 할 정도면 드시고요. 혈압을 여러 번 재 봐서 계속 높을 때 드시라는 거지, 잠깐 높은 것 가지고 바로 약을 드실 필요는 없습니다. 체중이 전과 차이가 많이 나고 몸 상태가 다른 상황이어서 아마 혈압이 그리 오르지 않을 가능성이 많습니다."

"그럼 언제 다시 올까요?"

환자는 볼살이 쏙 빠져 앙상한 모습이었고 무척 지치고 힘들어 보였지만, 눈빛만은 또렷하였다. 여든이라는 나이와 큰 병에도 불구하고 아직 자세가 꼿꼿하였다.

"한 달 후에 다시 뵙지요. 종양 내과에 오실 때 같이 들르시는 걸로 하고요."

혈압 조절은 이제 별로 문제 되지도 않을 테니 신경 쓰지 마시라고, 이곳에는 더 이상 안 오셔도 된다고 말할 수도 있었지만, 의사는 굳이 그렇게 하지는 않았다. 사실 환자가 다음번에 방문을 할 수 있을지 아닐지조차 아무도 모를 상황이었다.

"혈압 오르면 어떡해요?"

환자는 조용히 미소를 짓고 있었다. 의사도 미소로 답하였다.

"혈압 조절이 잘 안돼서 문제면 다시 오셔야죠. 근데, 아마 잘될 거예요."

"그렇게 말씀해 주시니 고맙습니다. 선생님, 한 달 뒤에 꼭 다시 만났으면 좋겠네요."

"만나게 될 겁니다. 조심해서 가세요."

다리에 힘이 없는지 환자는 느리고 조심스러운 걸음으로 진료실을 빠져나갔다. 꽉 닫히지 않은 채 살짝 열린 진료실 문틈으로 보이는, 복도를 천천히 걸어가는 환자의 뒷모습이 시야에서 사라질 때까지 의사는 시선을 거두지 않았다. 다시 만나게 되건, 혹은 그러지 못한다 해도, 부디 안녕히.

이번 이야기에서 배울 점

노인에게는 수축기 혈압이 우선이다

고혈압은 노인에게 매우 흔한 질환이다. 앞서 살펴본 고혈압의 성별·연령대별 유병률에 관한 국내 자료[128쪽 〈그림 2〉]에도 나와 있듯이 60대 이상이 되면 거의 반수 이상이 고혈압으로 집계될 정도이다. 고령화 사회가 될수록 전체 인구에서 고혈압을 가진 사람들의 비율 또한 자꾸만 늘어나게 될 것이다. '노인'이 도대체 몇 살 이상을 뜻하는 것인지가 점점 애매해지고 기준을 딱 잘라 말하기 어려워지는 경향도 생길 것이다. 현재 의학적으로는 대체로 65세 이상 정도를 '노인'이라고 칭하고 있다.

노인의 고혈압은 상대적으로 젊은 사람의 고혈압과는 여러 가지 다른 특징들을 보인다. 가장 쉽게 드러나는 특징 중 하나는 '수축기 고혈압'이다. 확장기 혈압은 나이가 들수록 상승하지 않거나 오히려 낮아지는 경향을 보이는데, 그렇기 때문에 노인들의 고혈압은 결국 수축기 혈압만 높은 형태를 보이는 경우가 대부분이다. 이는 혈관의 탄력이 떨어지는, 즉 '동맥경직도'가 커지는 변화로 인한 것이다. 연령에 따른 퇴행성 변화를 막거나 되돌릴 수 있는 뚜렷한 방법이 있는 것이 아니므로 이에 대한 특별한 치료는 따로 없다. 다만 연령 외에 이러한 동맥경직도의 증가를 조장하는 요인으로 가장 중요한 것이 고혈압이므로, 혈압 조절을 잘하는 것 자체가 이러한 변화를 덜 일어나게 하기 위해 필요한 조치다.

노인의 경우 앞으로의 합병증 발병 우려가 높은지 혹은 낮은지가 수축기 혈압에 의해 좌우되는 경향을 보여, 치료에 있어서도 우선 수축기 혈압을 잘 조절하는 것을 목표로 하게 된다. 그런데 혈압 조절을 하다 보면 (그렇지 않아도 원래 낮았던) 확장기 혈압이 너무 많이 낮아지는 경우가 왕왕 있다. 일반적으로 전문가들은 확장기 혈압이 지나치게 낮아지는 것이 주요 장기로의 혈액 공급을 저해할 수도 있으므로 너무 낮지 않게 조절하는 것이 이롭다고 말한다. 기준이 확고하게 정해진 것은 아니나, 확장기 혈압은 최소 55~60mmHg 이상으로 유지할 필요가 있다는 것이 대체적인 의견이다.

현행 고혈압 치료 가이드라인을 보면 노인의 경우 혈압강하제 치료를 시작하는 혈압 기준과 목표 혈압이 조금 높게 제시되고 있다. 일반적으로 혈압강하제 치료를 고려하는 혈압 기준과 혈압 조절 목표는 140/90mmHg이다. 그러나 노인의 경우에는 치료 시작을 고려

하는 기준이 수축기 혈압 160mmHg 이상, 치료의 목표는 수축기 혈압 140~150mmHg 수준으로 일반적인 상황보다 다소 높게 잡는 것이 보통이다.

이런 원칙이 나오게 된 데에는 몇 가지 배경이 있다. 첫째, 현재까지 노인에게 혈압강하제를 사용한 임상시험은 대부분 수축기 혈압 160mmHg 이상인 환자들을 대상으로 실시되었다. 140/90mmHg 정도로 (비교적) 경미한 노인 고혈압을 대상으로는 임상시험이 이루어진 적이 없어서 이런 노인 환자에게 약물치료의 효과가 확실히 입증된 바가 없다. 둘째, 치료 목표를 140/90mmHg 미만으로 잡아 비교적 철저한 조절을 하는 것으로 설정하여 검증한 임상시험이 없어 노인 환자에게 혈압을 많이 떨어뜨리는 것이 이득일지 아닐지 불분명하다.

얼마까지 조절해야 하는가?

'J 커브 가설'이라는 것이 있다. 이는 〈그림 8〉에서 볼 수 있듯이, 혈압과 합병증 또는 사망률의 관계가 아주 단순한 직선 관계는 아니라는 것을 뜻한다. 그럼 '혈압을 너무 낮추는 것이 나쁘다.'라고 보면 될 것

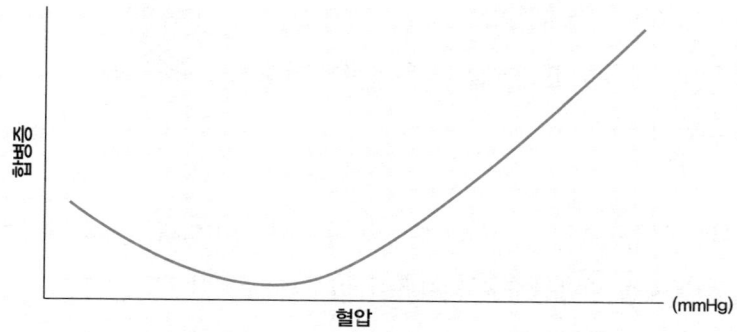

그림 8. J 커브 효과
혈압이 낮아질수록 심혈관 합병증의 빈도는 낮아지지만 혈압이 매우 낮은 집단에서는 오히려 합병증 및 사망률이 다소 상승하는 경향이 보인다.

인가? 단순하게 말하기 힘든 문제다. 혈압이 낮아져서 합병증이 생길 수도 있지만, 합병증이 생겼거나 건강 상태가 매우 나빠졌기 때문에, 또는 고혈압과 상관없이 다른 질병 때문에 쇠약해져서 그 결과 혈압이 낮아지는 일도 충분히 있을 수 있기 때문이다. (앞서 나왔던 환자의 경우와 같다!) 그렇기 때문에 인과관계를 결론짓기는 다소 어려운 면이 있다.

그러나 지나치게 혈압이 낮아질 때 주요 장기, 즉 뇌·심장·신장 등으로의 혈액 공급이 부족한 상황이 되면 건강에는 악영향을 줄 가능성이 분명 있다. 이미 주요 장기의 기능이 상당히 떨어져 있는 노인들에게는 이와 같은 역효과가 초래될 가능성이 상대적으로 더 높다고 볼 수 있다. 이상의 여러 가지 고려 사항을 종합하여 노인에게는 조금 덜 엄격한 치료 기준과 목표를 적용하게 된 것이다.

그런데 만약 이미 철저하게 혈압이 조절되고 있는 환자가 점차 나이를 먹어 노인이 되었다면 어떻게 해야 할까? 예를 들어 140 수준이 아니라 120 수준으로 철저하게 혈압이 조절되어 왔던 노인 환자가 있다면, 나이를 먹었으니 혈압강하제를 줄여서 혈압이 다소 올라가도록 만들어야만 할까?

이에 대해서는 대부분의 고혈압 전문가들이 '아니오.'라고 대답하고 있다. 현행 가이드라인에서 제시하는 노인 환자의 치료 목표치는 '이 이하로 더 낮게 혈압 조절하는 것이 이득이 있다는 근거가 없다.'라는 것이고, 그렇다고 해서 '더 낮추면 해롭다.'라는 결론이 내려진 것 또한 아니기 때문이다. 현재 치료 가이드라인에서 제시하는 것보다 낮은 수준으로 혈압 조절이 되고 있다 해도, 그로 인해 저혈압이 발생해 주요 장기에 혈액 공급 장애가 초래된다고 볼 만한 증상과 징후가 있는 것이 아니라면 그대로 치료를 유지해도 대체로 무방하다고 볼 수 있다.

혈압이 지나치게 낮은지 혹은 적당한 상태인지를 어떻게 판단할 수 있을까? 실제로는 노인들을 포함하여 많은 환자들이 수축기 혈압 120 미만의 비교적 낮은 혈압, 심지어 100~110대의 수축기 혈압에도 별다른 증상 없이 '멀쩡한' 것을 흔히 볼 수 있다. 반면 일부 환자들 중에는 혈압이 어느 이상으로 낮아지는 것을 견디기 힘들어하는 경우가 있다. 혈압이 너무 낮아져서 견디기가 힘들 때의 대표적인 증상이라면 어지럼증을 들 수 있다. 특히 앉았다가 일어서는 등 자세를 바꿀 때 잠깐씩 눈앞에 아찔함을 느끼는 '기립성 저혈압' 증상이 전형적이다. 또는 전반적으로 피곤하고 기운이 없다고 느끼는 다소 애매한 증상이 생기기도 한다.

이런 상황이 의심된다면 혈압강하제의 용량을 줄이거나, 복용하고 있는 여러 가지 약들 중 한 가지를 빼 본다든지 하는 정도를 시도해 볼 수 있다. 이렇게 혈압을 약간 상승하게 만들어 주고 그때 이런 증상들이 해소되는지 관찰해 보면 어렵지 않게 판단할 수 있을 것이다. 대체로 한 달 이내 기간 정도만 시험해 보아도 혈압을 자주 측정하면서 증상을 관찰하면 판별할 수 있다.

노인들에게 혈압강하제를 투여할 때 주의해야 할 점은 어지럼증만이 아니다. 신장 기능이 이미 상당히 떨어져 있는 노인 환자에게는 과도한 혈압 강하로 인하여 신장 기능이 악화되는 것도 드물지 않은 일이다. 만약 이런 상황이 발생한다면 당연히 혈압강하제를 감량 또는 일부 중단하여 신장에 대한 부담을 덜어 줘야 한다. 혹시 이런 이야기가 '혈압약을 쓰면 콩팥이 나빠진다.'는 엉터리 속설에 대한 헛된 믿음을 조장할까 하는 노파심에서 덧붙이지만, 애당초 신장 기능의 저하를 막기 위해서는 혈압 조절을 잘하는 것이 반드시 필요하다. 과도한 혈압 조절이 나쁠 수도 있다는 것은 이미 신장 기능이 많이 떨어져 있는 경우에만 해당되는 소리이다.

나이가 많으면 혈압을 조절할 필요가 없다?

노인들은 다양한 동반 질환을 가지고 있기 때문에 그에 대한 고려가 필요하다. 암과 같은 중병으로 인하여 체중이 감소하고 식사를 제대로 못하게 됨으로써 높던 혈압이 낮아지는 등의 변화가 생기는 것은 흔히 만나게 되는 일이므로 그때그때 상황에 맞게 혈압강하제를 조절할 필요가 있다. 또한 다른 병들로 인해서 복용하는 약의 가짓수가 많아지는 일이 흔한데, 약제들 간의 상호작용 등에 대해 면밀한 검토가 필요하다. 최근 의료가 전문화에 전문화를 거듭하는 실정이어서, 한 사람이 가진 다양한 병들을 많은 수의 전문가들이 동시에 진료하고 있는 경우도 생긴다. 이럴 때 그 환자가 받고 있는 치료 전체를 다 알고 조율할 수 있는 의사가 없이 그저 각각 처방을 내리게 되면 의도치 않은 문제가 발생할 수도 있는 상황이다. 앞으로 다가올 고령화 사회에서 진지하게 고민해 봐야만 할 문제가 아닐 수 없다. 전문화도 좋지만, 환자를 조각조각 나뉜 장기들의 집합체로 볼 수는 없는 일이다. 환자를 한 명의 사람으로서, 전인적으로 진료할 수 있는 의사의 필요성이 그 어느 때보다 크다.

혈압강하제의 과도한 투여로 인해 노인 고혈압 환자에게 일어날 수 있는 문제점을 지적하다 보니 자칫 노인들은 혈압이 좀 높아도 그만이고 대충 내버려 두는 것이 낫다는 오해를 불러일으킬까 싶어 덧붙인다. 60세 이상의 환자들에게 혈압강하제를 투여해 적절히 혈압을 조절하는 것은 분명 심장·뇌혈관 합병증 및 사망을 줄이는 데 효과

---

* Beckett et al., "Treatment of hypertension in patients 80 years of age or older", *The New England Journal of Medicine* vol. 358, no. 18, 2008, pp.1887-1898.

가 있다는 것이 많은 연구를 통해 입증되어 있다.

  심지어는 80세 이상의 초고령층에 있어서도 뇌졸중과 심부전 등의 심각한 합병증을 예방하는 데 혈압 조절을 잘하는 것이 중요하다는 결론 역시 기존 연구 결과들을 종합해 볼 때 의심의 여지가 없다. 80세 이상 정도의 초고령층이 된다면 사실 사망률을 낮춘다는 것을 기대하기는 참 어렵지만, 그런 중에도 일부 연구는 이마저 낮아졌다는 결과를 보이고 있을 정도다.* 설사 80세 이상 정도의 노인에게서 수명이 늘어나지는 않더라도, 뇌졸중이나 심부전 같이 심각하게 삶의 질을 저해할 것이 틀림없는 병을 예방하는 데 도움이 된다면 혈압을 조절하는 것은 충분히 의미가 있다. 나이가 많다고 해서 고혈압을 치료할 필요가 없다는 것은 전혀 사실이 아니다.

| 명장면 다시 보기 | 노인에게 고혈압은 매우 흔하다. 흔하다고 괜찮은 것은 아니며, 노인에게도 혈압 조절은 합병증 예방을 위해 필요하다. 다만 지나친 혈압 강하가 삶의 질을 떨어뜨리는 일이 없도록 세심한 관심을 기울여야 할 것이다.

열 번째 이 야 기

"
만약 제가
환자분의 입장이라면
어떻게 했을 것 같은지,
딱 거기까지만
말씀드릴게요.
"

34세 여자

배 속의 아이 포기해야 할까요?

환자는 의사 앞에 앉자마자 왠지 울음이라도 터뜨릴 것 같은 표정을 지었다. 나이보다 어려 보이는 귀염성 있는 얼굴에 근심이 가득해 보였다.

"어떻게……."

의사가 꺼낸 첫말을 채 마무리 짓기도 전에 그녀는 고민거리를 줄줄 토해 놓기 시작하였다.

"제가요, 지금 둘째를 임신했는데요, 지금 7주 됐다고 하거든요. 첫째 임신 때 혈압이 좀 많이 올라서 혈압약을 잠시 복용했었고요, 출산 후에는 혈압이 안 높아서 혈압약을 안 먹고 있었어요. 그러다가 한 1년 전부터 혈압이 다시 높아져서 혈압약을 먹고 있었거든요. 그런데 제가 임신을 계획하고 있었던 게 아닌데 임신이 된 거예요, 뜻밖에. 혈압약은 계속 먹고 있는 상태였고요, 임신 사실을 안 다음에 약을 중단하기는 했는데, 원래 혈압약 처방해 주시던 선생님 얘기로는 임신 중에 먹으면 안 되는 약이라고……. 지금 어떻게 해야 할지 모르겠어요. 태아에게 해로운 약이라고 하는데, 이게 정말 괜찮을지, 수술이라도 해야 하는 건지…….”

환자는 금방 눈물이 글썽글썽해져서 더 이상 말을 잇지 못했다. 의사는 환자가 감정을 추스를 때까지 잠시 기다렸다가 조용히 말을 꺼냈다.

"자, 이럴 때일수록 침착하게 생각을 해 봐야지요. 우선, 드시고 있던 약 이름은 아시나요?"

환자는 자신이 먹던 약 이름을 정확히 알고 있었고 상품명으로 조회해 본 결과 안지오텐신 수용체 차단제 중 하나인 것을 확인할 수 있었다.

"그럼 이 약을 정확히 언제까지 드시고 있었던 건가요?"

"제가 지난주에 임신을 알았거든요. 그러니까 임신 6주까지 복용한 셈이에요. 인터넷 찾아보니까, 이 약이 태아에게 해로워서 임신 중에는 먹으면 안 되는 약으로 되어 있더라고요. 임신 초기가 몸이 막 만들어지는 시기라서 굉장히 예민한 시기라고 하는데, 괜찮을까요? 애가 잘못되지나 않을지, 나중에 태어나서도 문제가 있으면 어떡해요?

남편이랑 식구들은 어쩌자고 그런 약을 먹고 있었냐고, 차라리 낙태를 해야 하는 것 아니냐고 난리고…….”

환자는 또 울음이 치밀어 올라 말을 잇지 못하였다. 그러고 보니 밤에 잠도 제대로 자지 못한 듯 눈 밑에 그늘이 드리워진, 불안과 초조에 지친 까칠한 얼굴이었다.

"자, 자, 마음을 좀 가라앉히셔야죠. 지금 사실 정확한 정보를 갖고 있지 못하셔서 더 괴로우신 상황 같습니다. 드셨던 약제의 성분명은 로살탄이라고 하고요, 안지오텐신 수용체 차단제라는 혈압강하제의 한 종류예요. 지금 대단히 많이 사용되고 있는 약이기도 하고요, 같은 성분의 약제가 많은 회사에서 생산되어 쓰이고 있고 또 이와 비슷한 계열인 다른 성분의 약제들도 아주 많습니다. 말씀하신 대로 태아에 대한 독성이 비교적 명확하게 보고가 되어 있는 약제라 임신 중에 사용을 하지 않는 것이 원칙이지요. 하지만 가임기 여성에게 사용하면 안 된다고 되어 있는 것도 아니고 나이가 비교적 젊은 고혈압 환자들에게 효과가 좋은 경향이 있기 때문에 사용했을 거예요. 하지만 지금 임신중절을 하겠다는 결정은 조금 더 신중하게 생각해 보실 필요가 있을 것 같습니다. 혹시 남편이나 가족분은 오지 않으셨나요?”

"네, 그렇지 않아도 남편이 왔는데 주차하느라고, 지금…….”

바로 그때 각본이라도 맞춘 듯이 진료실 문이 열리며 한 남자가 얼굴을 들이밀었다. 직장에서 틈을 내어 달려온 듯 말쑥한 정장 차림의

키가 훤칠한 남자였다. 의사는 속으로 선남선녀라고 생각했다.

"그럼, 남편분께서도 오셨으니 얘기를 차근차근해 보죠. 지금 드셨던 문제의 약제는요, 이 특정한 약뿐만 아니라 이와 같은 계열의 여러 약제들이 공통으로 태아에 대한 해로운 작용이 있다고 분명히 잘 알려져 있는 약제이긴 합니다. 다만 그 독성이란 것이 대개는 임신 중기 또는 후반기에 걸쳐 복용했을 때에 나타나는 것으로 보고되어 있습니다. 양수과소증, 폐 발육 부전, 두개골 및 사지 골격 기형 등이 알려져 있고 그것 때문에 임신 중 금기 약물이 된 거지요. 그런데 지금 임신 6주까지 약을 복용하다가 중단했거든요. 그러니까 초기에 중단한 셈이지요. 아까 태아의 몸이 형성되는 예민한 시기라고 걱정을 하셨지요? 이 시기가 그런 시기인 건 물론 맞지만, 이 약제가 독성을 주로 나타내는 시기는 사실 아닌 겁니다."

환자와 그녀의 남편은 의사의 말을 하나라도 놓칠세라 뚫어지게 쳐다보며 열심히 듣고 있었다.

"그렇다면 임신 초반에 복용하다가 일찍 약을 끊었을 때 어떨 것인가가 문제인데, 사실은 많이 연구가 되어 있거나 그에 대해 충분한 데이터가 있는 것은 아니에요. 소규모의 연구*는 있습니다. 이 약과 같은 약은 아니지만 같은 종류의 약을 쓰는 임상시험 도중 뜻하지 않게 임신이 된 여성들의 결과를 추적·조사한 연구가 있어요. 임상시험 도중이라 약을 복용하는 것에 대해 철저히 관리했기 때문에 임신을 알게 된 직후 모두 약을 중단하게 했어요. 늦어도 임신 8주 이전에는 복약을 멈췄습니다. 이 연구에서는 조산이나 유산 및 기타 태아에게 문제가 있었던 경우가 진짜 약을 복용한 경우나 가짜 약을 복용한 경우나 별 차이가 없었어요. 그리고 이는 비교적 고용량을 복용한 경우이거든요."

환자와 그 남편은 거의 정신을 쏙 빼고 듣고 있는 것 같았다. 의사가 하는 말에 그들의 인생이 걸리기라도 한 듯이.

"그래서 정말로 괜찮다거나 안 괜찮다고 단정적으로 말씀드리기 매우 어렵기는 합니다만, 이 종류의 약을 복용하다가 임신을 했더라도 초기에 중단한 경우라면 문제가 생길 가능성은 높지 않다고 볼 수 있습니다."

"그럼, 괜찮은 건가요?"

"제가 알고 있는 사실은 여기까지입니다. 제가 알기론, 이 문제에 대해서 그 이상의 많은 데이터가 더 있는 것도 아니에요.** 이 정도의 사실을 토대로 판단을 내려야 합니다. 지금의 상황에서 복용했던 약

---

* M. Porta et al., "Exposure to candesartan during the first trimester of pregnancy in type 1 diabetes: experience from the placebo-controlled DIabetic REtinopathy Candesartan Trials", *Diabetologia* vol. 54, issue 6, 2011, pp.1298-1303.
안지오텐신 수용체 차단제의 일종인 칸데살탄(candesartan)의 당뇨병성 망막증에 대한 효과를 검증하기 위한 임상시험 도중 뜻하지 않게 임신하게 된 후 8주 이내에 약을 중단한 178명의 여성을 추적·조사한 연구로 칸데살탄을 복용한 군에서나 위약(僞藥)을 복용한 군에서나 임신의 결과에 뚜렷한 차이는 보이지 않았다.

때문에 태아에 심각한 문제를 초래했을 가능성은 높지 않습니다."

"그럼 괜찮다는 거죠?"

의사는 몸을 세우고 환자와 그 남편을 잠시 쳐다보았다.

"죄송하지만, 제가 괜찮다, 안 괜찮다는 말씀은 못 드립니다. 최종 판단은 두 분이 하셔야 합니다."

"선생님이 결정을 안 해 주시면 저희는 어떡해요?"

"지금 배 속에 있는 아이는 두 분의 아이잖아요. 제 아이가 아닙니다. 이 아이에 대한 결정을 어떻게 제가 내리겠습니까. 저는 정보를 최대한 알려 드리고 조언을 드릴 뿐이에요."

"아니, 이걸 어떡하라고……."

"저는 '낙태는 절대로 안 된다.' 이런 생각을 가진 사람은 아닙니다. 태아의 생명도 중요하지만 부모의 입장과 사정이란 것도 있고 하니, 낙태란 것이 결코 좋거나 바람직한 일은 아니지만 어쩔 수 없는 경우, 최악을 피하기 위한 어쩔 수 없는 선택인 경우가 있다고 생각하는 사람이에요. 반면에 아이를 가진다는 것이 맘에 좀 안 든다고 해서 그

** 여기서 의사는 환자의 혼란을 최소화하고자 취사선택하여 말한 것이지만, 사실은 엇갈리는 결과를 보여 준 연구들도 있어 논란의 소지가 상당히 있다. 안지오텐신 수용체 차단제와 유사한 작용을 보이는 안지오텐신 전환효소 억제제의 경우 임신 초기 복용 시에 신경계 및 순환기계 기형의 빈도가 증가하였다는 관찰 연구가 있으나 이에 대해 다른 위험 요인들이 잘 보정되지 않았다는 비판도 있다. (출처: William O. Cooper, Sonia Hernandez-Diaz, Patrick G. Arbogast et al., "Major congenital malformations after first-trimester exposure to ACE inhibitors", *The New England Journal of Medicine* vol. 354, 2006, pp.2443-2451.)

냥 반품하듯이 무를 수 있는 그런 손쉬운 일도 아니지요. 지금 혹시나 아이가 잘못되었을까, 혹시나 기형아라도 낳게 되지 않을까, 이런 생각에 만약 낙태를 한다면, 그것은 하지 않아도 될 낙태를 하게 되는 것일 가능성이 높습니다. 하지만 저는 신이 아니니 앞일을 다 맞추는 그런 능력은 당연히 없고요, 만에 하나 제 판단이 틀렸다고 해서 무슨 책임을 지진 않겠습니다. 그럴 수도 없고요. 그냥 불완전하고 불확실한 부분은 있지만 그나마 최선의 판단을 내리는 거지요. 그렇게 따지면 세상에 한 점 의심의 여지없이 확실한 일이 얼마나 있겠습니까. 하여간 마지막 판단은 두 분이 하실 수밖에 없네요. 그것까지 제가 대신해 드릴 순 없어요. 저를 냉정하다고 생각하지 마시고요. 두 분 자식의 운명을 제가 대신 결정할 수는 없습니다. 두 분이 아니면 누가 결정하겠어요."

환자와 남편은 서로 쳐다보았다가, 다시 의사를 보았다가 하기를 두어 번 반복하였다. 의사는 살짝 미소를 띠면서 말을 이었다.

"만약 제가 환자분의 입장이라면 어떻게 했을 것 같은지, 딱 거기까지만 말씀드릴게요. 만약 제가 환자분이라면 이런 이유로 낙태를 했을 것 같지는 않아요."

환자는 물끄러미 의사를 쳐다보았다.

"저라면 그럴 것 같다고요. 환자분은 어떨지 그것까진 저도 모르겠고요. 너무 생각을 많이 하면 더 어려우니까 편한 마음으로 결정하세요. 제 생각엔 그렇게까지 어려운 문제는 아닌 것 같습니다."

환자는 남편 쪽을 쳐다보며 약간 멍한 표정으로 말을 이었다.

"네, 잘…… 알겠습니다. 생각해 보고 의논해 볼게요."

환자의 남편이 갑자기 생각났다는 듯이 말을 꺼냈다.

"참, 혈압약은 어떻게 하나요? 지금 안 먹은 지 일주일 되었는데? 계속 먹지 말아야 하나요? 아님 딴 걸로 바꿔야 하나요?"

"요즘 혈압을 좀 재 보셨나요?"

"아니, 정신이 없어서 별로 재 보지는 못했어요."

환자는 이제 정신을 좀 차려야겠다는 듯이 머리를 쓸어 올리며 대답했다.

"그럼 임신하기 전에는 어땠나요?"

"대체로 잘 조절됐어요. 가끔씩은 집에서도 재 보곤 했는데, 병원에서나 집에서나 120~130대에 70~80대 정도가 주로 나올 정도였으니까요."

"약 한 가지를 드시고 그 정도로 혈압이 잘 유지될 정도였다면, 당분간 약을 드시지 않고 조금 지켜보아도 괜찮을 듯하네요."

"괜찮을까요?"

"임신 초반에는 혈압이 임신 전보다 오히려 좀 더 내려가는 경우가 흔합니다. 경미한 고혈압에 한 가지 약 정도로 조절이 잘 되고 있었던 사람이면 약을 끊어도 혈압이 크게 높아지지 않는 경우가 많습니다. 그리고 원래 심한 고혈압은 아니었던 것이 틀림없는 것 같은데, 설사 원래 수준으로 혈압이 높아진다 해도 당장 큰일 날 정도는 아니지 않겠습니까?"

"혹시나 혈압이 너무 올라가 버리면 어쩌죠?"

"정도 문제이긴 한데, 그렇다면 약을 써야겠지요. 물론 그때는 태아에게 비교적 안전한 것으로 알려진 약으로 선택을 하면 되겠고요."

환자와 남편은 더 이상 할 말은 없는데 그래도 뭔가 들을 말이 남아 있는 것만 같은 아쉬운 얼굴로 서로를 쳐다보았다.

"자, 그럼 일단 저에게는 한 달 뒤에 오시는 것으로 해 놓지요."

환자와 남편이 얼른 떨어지지 않는 발걸음을 옮겨 진료실 밖으로 나가자마자 인선 씨가 특유의 장난기 가득한 얼굴로 다가와서 말을 붙였다.

"워어, 선생님, 카리스마 짱이에요."

의사는 어이가 없었지만 웃고 있는 그녀에게 뭐라 할 수는 없었다.

"카리스마가 다 어디 안드로메다로 갔나 보다, 무슨."

"근데, 저런 경우 정말 어떻게 하면 좋아요?"

"어떻게 하냐고? 나도 모르지. 모르니까 알아서들 하시라고 그랬잖아."

"그래도 결과적으론 괜찮다고 하신 거 아닌가요?"

"나중에 혹시나 잘못되더라도 나한테 뭐라 하진 않겠지. 나도 사람인데 어떻게 모든 걸 다 책임지나."

"그래도 선생님이 그렇게 말씀해 주셔서 저분들에게는 큰 도움이 되었을 것 같아요. 근데 시집가서 애 낳는 것도 보통 일은 아니네요 참."

의사는 인선 씨의 수다를 들은 척 만 척하면서 혼잣말처럼 중얼거렸다.

"괜찮을 거야. 괜찮아야지."

· · ·

한 달 뒤에 환자 혼자서 진료실을 찾았다. 의사는 반갑게 맞았다.

"좀 어떠셨어요?"

중립적인 말이었지만, 아무 일 없었기를 바라는 마음이 담겨 있었다.

"네, 어제 산부인과 다녀왔고요. 별 이상은 없대요."

의사는 빙그레 웃었다.

"아, 좋아요. 혈압은?"

"혈압이 정말 약을 안 먹어도 그리 높지 않더라고요. 130대 정도가 보통인데 아주 가끔가다 140대가 있는 정도. 아래 혈압은 주로 80대고요."

"좋습니다. 그럼 일단 약 먹지 말고 계속 지켜보죠. 임신 중기 접어들고 체중이 본격적으로 늘기 시작하면 혈압도 점점 오를 수 있어요. 정도를 봐 가면서 좀 많이 높거나 하면 약을 쓸 건데, 잠시 높다고 금방 어떻게 되는 것 아니니까 자주 재 보고 지켜보다가 판단하면 됩니다."

"그럼 어느 정도로 높으면 혈압약을 먹어야 하는 건가요?"

"사실 그건 정해진 기준이 있다고 볼 순 없어요. 의사마다 의견이 조금 다르기도 하고."

"그럼 어떡하죠?"

"지금 정도의 혈압이면 당분간 그냥 두고 봐도 괜찮은 건 확실하니까 걱정하지 말고요. 지켜보고 있다가 저랑 의논해요. 너무 본인이 고민하지 마세요. 본인이 고민해 봐야 결정하기 어렵고 의사가 고민해야 할 문제도 있는 거니까요. 대체로 수축기 혈압 150 또는 160 이상, 혹은 확장기 혈압 100 또는 110 이상 정도 수준이면 약물치료를 고려하는데, 이건 일률적으로 얘기하긴 어려운 거고 의사마다 의견이 조금씩 다르기도 한 문제라 정말 그때그때 전체적인 상황을 봐서 정해야 합니다."

의사는 환자를 보며 친절한 미소를 지어 보였다. 환자는 좀 마음이 편안해진 듯하였다.

"그럼, 일단 한 달에 한 번씩 봅시다. 부인과에도 한 달에 한 번씩 오죠? 혹시나 혈압이 너무 올라가거나 조절이 영 안되는 상황이 되면 그 전에라도 오고. 물론, 잠시 한 번 혈압이 높다고 병원에 뛰어 올 필요까진 없어요."

"네. 알겠습니다."

환자는 잠시 말을 끊었다 고개를 들어 의사를 보며 말을 이어 갔다.

"그리고요, 지난번에 선생님께서 잘 말씀해 주셔서 큰 도움이 되었던 것 같아요. 뜻하지 않은 임신이긴 하지만, 그래도 우리에겐 또 나름 의미가 있는 아기인데요, 지난번 같으면 정말 제정신이 아니어 가지고 후회할 짓을 했을지도 모르는데……."

"결정은 두 분이 직접 하신 거잖아요. 저는 그냥 얘기만 해 드린 거고요."

환자는 잠시 미소를 지으며 의사를 물끄러미 바라보다 고개를 가볍게 숙이고는 자리에서 일어났다.

· · ·

7개월이 흘러 계절이 바뀌었다. 다시 진료실에 들어서는 환자의 얼굴에 예전과 같은 초조함이 서려 있었다. 이제는 본격적으로 배도 부르고 얼굴은 다소 부어 있는 것처럼 보였다.

"선생님, 요새는 혈압이 좀 많이 오르네요."

"그래요? 집에서 자주 재 보고 있지요? 어느 정도 되나요?"

"위 혈압은 거의 160대가 많고 아래 혈압은 100대, 어떤 때는 110까지도 나와요. 오늘 산부인과에서 쟀더니 180이 나오네요. 그리고 산부인과에서 검사를 했는데 임신중독증기가 좀 있다고…….”

의사는 같은 병원의 산부인과 검사 기록을 찾아서 확인하였다.

"단백뇨가 나오고 있군요. 그리고 좀 부으셨죠? 다리만 아니고 손이랑 얼굴도 조금 부으신 듯하네요. 머리가 아프거나 눈이 잘 안 보이거나, 이런 증상은 없죠?”

"네, 반지가 빡빡해요. 다른 증상은 특별한 건 없는 것 같고요. 어쩌면 좋죠?”

"산부인과 선생님이 이미 다 말씀드렸을 텐데요.”

"글쎄요. 별말씀이 없으시더라고요. 그냥 쉬라고만…… 어떡해요?”

"걱정하지 마세요. 걱정이란 건 그냥 마음을 괴롭힐 뿐이에요. 지금 해야 할 일이 뭔지를 생각해서 그걸 찾아서 하는 게 중요하죠. 근데, 지금으로선 할 일이 특별히 많지는 않아요. 혈압강하제는 쓰는 게 좋을 것 같습니다. 약을 써서 혈압은 되도록 낮춰 주도록 하고…….”

"약을 써도 되는 건가요?”

"임신 중에 완벽하게 안전한 약이란 건 원래 없어요. 누가 태아를 가지고 실험을 해 봤겠어요. 경험적으로 안전하다고 알려진 약을 쓰는 거죠. 지금 약 써서 잘못될까 걱정할 상황은 아닐 것 같습니다. 꼭 써야 한다면 비교적 안전하고 무해한 쪽으로 알려져서 임신 중에 사용하기에 무난한 약들이 몇 가지가 있으니 그렇게 쓰면 돼요."

"혈압 조절하면 임신중독증은 치료가 되는 건가요?"

"아니에요. 고혈압인 경우에 임신중독증 발생 확률이 좀 높다고 되어 있긴 하지만, 본태성 고혈압과 임신중독증은 서로 다른 병이지요. 혈압 조절은 해야겠지만 그걸로 임신중독증이 낫지는 않습니다."

"그럼 어떡해요?"

의사는 환자가 초조하게 모아 쥐고 있는 손등 위를 가볍게 두드리며 미소를 지었다.

"임신중독증에 대한 결정적인 치료는 단 한 가지밖에 없어요. 그것만 하면 확실히, 틀림없이 낫죠."

"그게 뭔데요?"

"애를 낳는 거."

환자는 잠시 눈을 똥그랗게 떴다가 작은 한숨을 쉬면서 희미한 미소를 지었다.

"네. 그렇군요. 근데 아직 예정일까지는 한 달 반이 넘게 남았는데……."

"그러니까 산부인과 선생님도 안정을 취하고 무리하지 말고 쉬라는 거 말고는 특별히 할 말이 없는 거죠. 상태를 잘 관찰하면서 지금과 비슷한 정도의 상황이면 최대한 임신을 지속시켜 보는 거죠."

환자는 눈을 깜빡이며 가슴을 쭉 펴고 애써 미소를 지었다.

"괜찮겠죠, 선생님?"

"약 처방은 한 가지를 해 줄게요. 지금 완전 정상 혈압을 만들어야 하는 정도는 아니니까 우선 한 가지를 먹고 혈압을 봐서 그 다음을 생각하죠. 혈압이 160 이하, 110 이하 정도만 되면 그냥 이대로만 먹고, 대부분 그 이상이 나올 정도면 다시 한번 오세요. 아니면 산부인과에서 필요하다고 판단해 이쪽에 진료 요청을 할 수도 있겠네요. 혈압은 좀 높더라도 당장 큰일 나지는 않으니, 혈압이 엔간하면 애기 낳고 나서 보면 될 것 같아요. 만에 하나 임신중독증이 심해지면 그건 좀 다른 문제지만, 그건 산부인과 선생님과 의논하시도록 하고요."

환자는 뭔가 더 해 줄 말은 없냐는 듯이 보채는 표정으로 의사를 쳐다보았다. 의사는 안경 너머 미소를 머금은 눈으로 환자를 보며 말했다.

"괜찮을 거예요. 기운 내세요. 이제 조금만 더 버티면 돼요."

환자는 듣고 싶은 말을 들었다는 듯이 고개를 꾸벅하고 조심스러운 걸음걸이로 진료실을 나섰다.

· · ·

두 달 정도 지나서 환자가 다시 진료실에 나타났을 때 날씨는 겨울을 넘어서 봄을 향하고 있었다. 환자의 표정만 보아도 모든 게 잘되었다는 것을 알 수 있을 정도였지만, 의사는 산부인과의 진료 기록을 재빨리 찾아보고 환자가 예정일을 이틀 넘겨 자연분만으로 건강한 아기를 낳은 것을 이미 확인한 뒤였다.

"축하해요. 엄마가 되니 좋죠?"

"좋은지 뭔지는 모르겠어요. 어리둥절해서. 노심초사하고 마음 졸인 거 생각하면 정말 후련하기도 하고요."

"요새 혈압은 어때요?"

"혈압은 임신 중보다는 좀 내려갔어요. 막판에는 혈압이 꽤 높고 처방해 주신 약 먹어도 별로 듣는 것 같지도 않아서 걱정했는데, 지금 출산하고 나서는 혈압약을 안 먹고 있는데도 그렇게 높진 않아요. 140이나 150대 정도 나오고 90대 정도고 그렇네요."

"음, 그럼 지금 심하게 높은 정도는 아니니까 모유 수유하고 있는 거면 조금 더 기다려서 모유 수유 끝내고 약 복용을 다시 시작하는 걸로 하죠. 그게 덜 찜찜할 테니. 혈압강하제가 모유에 섞여 나오는 것은 종류별로 약간씩 차이는 있지만 일반적으로 농축되어 들어가는 것은 아니고 미량이라 큰 지장은 없을 가능성이 많아요. 그래도 혈압 조절이 당장 시급한 게 아닌 정도면 조금 미뤘다가 시작하는 걸로 하는 게 마음이 가볍겠죠. 그때 되어서 예전 약으로 다시 돌아가면 될 듯하네요."

"네, 선생님. 그럼 일단 두고 보고 그때 다시 올까요?"

"그렇게 하시죠. 앞으로도 본인 건강을 위해서 고혈압은 잘 관리해야 되니까, 잊지 말고 꼭 다시 오세요. 그럼 일단 두 달 정도 뒤에 예약을 해 놓도록 하지요."

환자는 잠깐 사이에 만감이 교차하는 모양이었다.

"선생님, 감사합니다. 차분하고 자상하게 많은 걸 말씀해 주셔서 참 많은 위안이 되었어요. 엄마 마음을 정말 잘 알아 주시는 것 같아요."

"그렇게 얘기해 주니 제가 더 고맙네요."

환자는 자리에서 일어났다. 의사는 환자를 올려다보며 미소를 지었다.

"나중에 아이에게 꼭 얘기해 주세요. 엄마가 너 낳느라고 죽을 고생했다고. 이렇게 힘들게 낳았는데 효도 안 했다간, 그냥 확……!"

환자는 활짝 웃으면서 고개를 다시 꾸벅하였다.

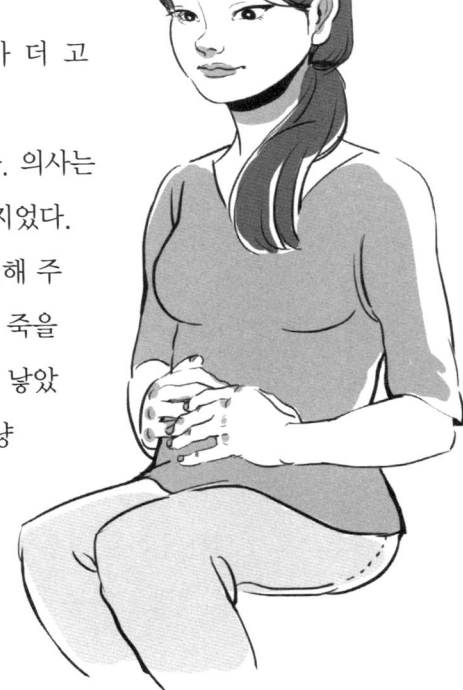

이번 이야기에서 배울 점

임신한 여성은 혈압을 어떻게 관리해야 할까?

고혈압은 중년이나 노년의 질환이라고 생각하는 경우가 많지만, 젊은 고혈압 환자도 적지 않기 때문에 고혈압을 가진 여성이 임신을 하게 되는 것은 결코 드문 일이 아니다. 또한 그전까지 혈압이 전혀 높지 않았던 사람이 임신을 계기로 혈압이 높아지게 되는 것을 처음 경험하는 경우도 적지 않다.

그러나 고혈압이 있다 하더라도 적절히 잘 관리해 준다면 큰 탈 없이 임신과 출산을 마칠 수 있는 경우가 대다수이므로 겁부터 먹을 필요는 전혀 없다. 다만 몇 가지 생각해야만 할 점들이 있다.

우선 어떤 약을 쓸 것인가 하는 문제이다. 안지오텐신 전환효소 억제제나 안지오텐신 수용체 차단제 계열의 약들은 임신 중기에 투여되었을 경우 태아에 대한 해로운 효과가 확실히 보고되어 있는 약이므로 임신 중에 사용하지 않아야 한다. 가임기 연령 여성으로서 임신을 계획하고 있다면 역시 이 종류의 약을 제외하고 사용하는 것이 바람직하겠다. 그러나 이 종류의 약이 젊은 고혈압 환자에게 효과적인 경우가 많으므로 선택하게 되는 경우가 적지 않은데 뜻하지 않은 임신을 하게 된다면 고민스러운 경우가 발생할 수 있다. 이에 대한 판단은 쉽지 않으나, 앞선 경우와 같이 임신 초기에 약을 중단하였다면 태아에 대한 독성이 생길 가능성은 높지 않은 편이다.

임신 초기에는 혈관 확장으로 인하여 혈압이 임신 전보다 다소 낮아지는 경향이 있다. 임신 전 한 가지의 약물로 잘 조절되고 있었던 비교적 경미한 고혈압 정도라면 임신을 알게 된 직후 약을 중단하고 임신 초기 동안 약물치료 없이 경과만 관찰할 수도 있다. 실제로도 꽤 많은 경우에서 가능한 방법이다. 그러나 임신 중·후반기로 접어들면 체중이 증가하면서 혈압도 증가하는 일이 흔하므로 이때에는 정도에 따라 필요하다면 약물치료를 시작하면 되겠다.

임신 중 경험적으로 비교적 안전하다고 알려진 약물은 라베탈롤Labetalol, 니페디핀, 히드랄라진, 메틸도파methyldopa 등과 같은 약들이 있다. 일반적으로 많이 쓰는 혈압강하제 중 이뇨제나 베타 차단제는 임신 중 사용에 신중을 기하는 것이 좋으므로 의사와 상의하여 결정해야 하겠다.

임신 중에 어느 정도의 혈압이면 약물치료가 필요한지에 대해서는 상당한 논란이 있다. 수축기 혈압 160mmHg 이상 또는 확장기 혈압

110mmHg 이상 정도의 비교적 심한 혈압 상승에 대해서는 대체로 약물치료를 하는 편이 낫다는 것이 전문가들의 일반적인 견해지만, 그 이하 수준에서는 상황에 따른 판단이 필요하고 의사 간에 의견이 다소 엇갈릴 수도 있다.

또한 임신 중에는 태반으로 혈액이 충분하게 공급되는 것이 중요하므로 지나치게 혈압이 낮아지는 것은 옳지 않을 수 있는데, 확장기 혈압을 80mmHg 이상으로 유지하는 것이 바람직하다는 견해가 많다.

임신중독증과 고혈압은 관계가 있을까?

임신중독증*일 경우에도 혈압이 상승하기 때문에 많은 사람들이 고혈압과 임신중독증을 혼동하는데, 실제로는 서로 다른 병이다. 임신중독증이면 20주 이후 혈압이 높아지면서 단백뇨, 즉 소변에 단백질이 섞여 나오는 현상이 나타난다. 심해지면 용혈, 간효소 증가, 혈소판 감소 등이 나타나게 되는데 여기에 경련 발작이 더해지면 가장 심한 형태인 자간증子癎症이라고 부르게 된다.

---

* 임신중독증이 흔히 쓰이는 말이기는 하나, 정확히는 전자간증(前子癎症, preeclampsia) 또는 자간전증(子癎前症)이다.

그러나 임신중독증과 상관없이 고혈압만 발생하는 경우도 흔히 있다. 이는 원래 본태성 고혈압의 소인이 있던 사람이 임신을 계기로 고혈압이 발현되는 것이므로 혈압이 높아진다고 무조건 임신중독증을 의심할 필요는 없다. 또한 임신중독증은 임신이 종료되면 낫게 되는 병이므로 출산 이후에도 계속 혈압이 높다면 본태성 고혈압으로 보아야 할 것이다. 고혈압이 원래 있던 산모의 경우 정상 혈압이었던 경우에 비해서 임신중독증의 발병률이 상대적으로 다소 높은 편이다.

그러나 임신중독증은 그 원인이 정확히 알려져 있지 않고 한 가지로 설명할 수도 없는 병이다. 고혈압만이 임신중독증과 관련 있는 것이 아니라, 임신중독증의 가족력, 임신부의 연령(40세 이상 또는 18세 이하), 만성 신장 질환, 당뇨병 등 다양한 요인들이 관련되어 있다. 원래 고혈압이 있던 사람이라고 하여 반드시 임신중독증이 발병하는 것은 아니므로 필요 이상의 공포를 가질 이유는 없을 것이다.

종합한다면, 고혈압이 있거나 임신 중 고혈압이 생긴 경우 또는 가족 중 고혈압이나 임신중독증의 병력이 있는 여성은 임신과 출산에 있어서 좀 더 세심한 관리가 필요하다. 그러므로 임신의 계획 단계에서부터 미리 의사와 충분한 상담을 하고 임신 중에도 지속적으로 진료를 받으며 약물치료 여부, 약의 선택 등에 대해서도 충분히 의논하는 것이 바람직하겠다.

| 명장면 다시 보기 | 고혈압이 있다 하여 임신과 출산에 결정적인 장애가 있는 것은 아니지만 반드시 적절한 관리가 필요하다. 의사와 충분히 상의하자.

라이브진료실 : 고혈압 편

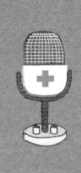

저자 후기

 책을 써 보지 않겠냐는 제의를 받았을 때, 필자는 그 소재로 고혈압을 가장 먼저 떠올렸다. 의사로서 필자가 가장 많이 만난 환자가 고혈압 환자가 아닐까, 그 사람들의 이야기를 엮어서 쓴다면 책 한 권쯤은 만들어지지 않을까 하는 생각으로 고혈압이라는 주제를 택했다. 글을 쓴다는 것을 그렇게 두려워하지 않았고, 잘 쓸 수도 있다고 자신했던 것이 너무 섣부른 자만심이었다는 점이 이제는 분명해진 것 같다. 이걸 깨닫기까지 이 많은 지면을 어지럽혀야만 했다니 필자는 어지간히 둔한 사람인 모양이다. 꼭 쓰고 싶은 말들이 참 많았다고 생각했는데 정말 다 썼는지, 이 책 어딘가에 다 들어갔겠거니 하고 마무리해야만 하는 것이 아무래도 미덥지 못하기도 하다.

고혈압이란 병은 사실 잘 따져 보면 그렇게 고통스러워해야 할 이유도, 삶에 큰 장애가 되어야 할 까닭도 없는 병이다. 물론 고혈압이 대수롭지 않은 병이라는 뜻은 절대 아니다. 고혈압은 매우 흔하고, 제대로 관리하지 못하면 뇌졸중이나 심부전 같은 심각한 심장·뇌혈관 질환의 원인이 될 수 있는 중요한 국민 보건 문제이다. 하지만 효과적인 혈압강하제가 많이 개발되어 있어 마음만 먹으면 철저하게 조절하는 것이 얼마든지 가능하다. 게다가 고혈압은 실상 별다른 증상이 없는 병이기에 병으로 인해 환자가 괴로운 증상을 겪거나 생활에 지장을 받을 이유도 별로 없다.

그런데 고혈압 환자들은 괴롭다. 왜, 그리 괴로워야 할 이유가 없는 병을 가지고 이렇게 고통을 받아야 하는가. 도대체 왜일까? 이 책에는 그에 대한 답이 있다. 책에 소개된 여러 경우들을 살펴보면 왜 고혈압 환자들이 고통을 겪는가를 생생하게 간접 체험(고혈압 환자의 경우라면 공감)할 수 있을 것이다. 어떻게 하면 이 만만치 않은 문제들을 해결할 것인지에 대해서 짧게 답을 하는 것은 불가능하겠지만, 아마도 가장 필요한 것은 환자가 가진 문제와 그들이 겪는 괴로움이 무엇인지를 정확히 이해하고 그에 대해 적절한 조언을 해 줄, 또는 진심 어린 설득을 위해 기꺼이 정성을 쏟을 준비가 되어 있는 의사의 존재가 아닐까. 사실, 의사인 필자 자신이 과연 그러한지에 대하여 확신은 없다. 좋은 의사가 되기 위해 나름 최선의 노력을 다하고 있다는 정도의 어정쩡한 변명은 할 수 있을지 모르나, 정말 그러한 지는…….

이 책에 등장하는 의사는 필자가 그리는 최선의 의사이다. 환자에게 많은 이야기를 해 주고, 또 들으며, 이해하려 노력하고, 위안과 마음의 평화를 주려 애쓰며, 옳다고 믿는 방향으로 이끌기 위해 진심을 다하여 환자를 설득하고자 고군분투한다. 항상 성공하는 것은 아니고 인간으로서 나름의 한계는 있지만 대개는 목적을 이루어 낸다. 필자는 솔직히 현실에서 이렇게까지 해낼 자신은 없다. 아주 현실적인 변명을 하자면 가장 중요한 이유는 시간이 없고 이를 감당할 에너지가 없다는 것이다.

현재 병원의 외래 진료에서 환자 한 사람에게 할애할 수 있는 시간이 과연 얼마나 될까. 길어 봐야 몇 분 정도이다. 항상 무리하게 많은 수의 환자를 진료할 수밖에 없는 환경에 내몰리고 있는 의사들은 환자들에게 그저 한두 마디씩 말을 더 건네는 것만으로도 진료 시간이 한 시간쯤은 쉽게 초과되어 버리는 힘겨운 경험을 하게 된다. 그런 상황에서 이 책에 등장하는 의사처럼 환자와 끝까지 소통하려 애쓰면서 집요하게 문제를 해결하려는 의사가 있다면, 현실에서는 일할 만한 직장을 찾지 못하거나, 아마도 개원 후 머지않아 폐업하게 될 위기에 처할 것이다. 우리의 의료 현장이 이런 열악한 조건일진대, 이 책에 나오는 의사는 사실은 비현실적이라고 할 수밖에 없다.

 이런 이유로 필자는 차마 스스로 이 책에 등장하는 의사의 모델임을 자처할 수가 없었기 때문에, 필자 자신과는 완전히 다른 모습을 한 상상 속의 의사를 등장시키기로 결심했었다. 머릿속으로 필자와 성별, 연령, 외모 등 모든 면에서 전혀 다른 의사를 그리며 책을 썼지만, 고민 끝에 구체적인 인물 묘사는 하지 않기로 하였다. 그것은 독자들이 의사의 생김새 등을 통해 그가 어떠어떠한 의사라는 선입견을 가짐으로써 혹시라도 품을 수 있는 쓸데없는 편견에서 자유로웠으면 하는 마음에서였다. 어쨌건 간에 필자는 이 의사를 통해서 의사가 환자에게 해야 할 모든 이상적 조치를 취해 보고 싶었다. 과연 독자들의 마음도 움직일 수 있었을지 궁금하다. 탈고한 지금 이 순간부터, 글은 필자의 손을 떠나 독자의 눈앞에 있는 것. 그저 겸허히 독자의 심판을 기다리고자 한다.

 이 책을 쓰기 시작할 계기를 만들어 주고 아이디어를 제공해 준 청년의사 박재영 주간께 감사드린다. 그가 아니었다면 이 책이 세상에 나올 수 없었을 것이다. 필자의 아내가 원고를 읽고 주었던 소중한 조언들은 이 책의 곳곳에 녹아 있다. 필자가 가장 신뢰하는 의논 상대이기도 한 그녀에게 사랑과 감사를 전한다. 필자가 의사라는 직업을 가지고 지금껏 일할 수 있게 해 준 스승님들, 선후배와 동료, 그리고 가족들에게 감사드린다. 마지막으로, 의사로서의 필자에게 언제나 최고의 스승인 '환자'들에게 가장 큰 감사의 인사를 드리고자 한다.

당신이 그토록 녹음하고 싶었던 진료실 대화
라이브 진료실 — 고혈압 편

펴 낸 날 1판 1쇄 2015년 3월 23일

지 은 이 성지동

펴 낸 이 양경철
주   간 박재영
편   집 김하나, 양현경
디 자 인 김지영
삽   화 이혜성

펴 낸 곳 힐링앤북

발 행 인 이왕준
발 행 처 ㈜청년의사
출판신고 제2013-000139호(2013년 5월 10일)
주   소 (121-829) 서울시 마포구 독막로 76-1 (상수동, 한주빌딩 4층)
전   화 02-3141-9326
팩   스 02-703-3916
전자우편 books@docdocdoc.co.kr
홈페이지 www.docbooks.co.kr

저작권 ⓒ 성지동, 2015

힐링앤북은 ㈜청년의사의 단행본 출판 브랜드입니다.
이 책은 ㈜청년의사가 저작권자와의 계약을 통해 대한민국 서울에서 출판하였습니다.
저작권법에 의해 보호를 받는 저작물이므로 무단 전재와 무단 복제를 금합니다.

ISBN 979-11-950453-4-1 13510

책값은 뒤표지에 있습니다.
잘못 만들어진 책은 서점에서 바꾸어 드립니다.